KARADA・THEATER

からだ・シアター

五味太郎　寺門琢己

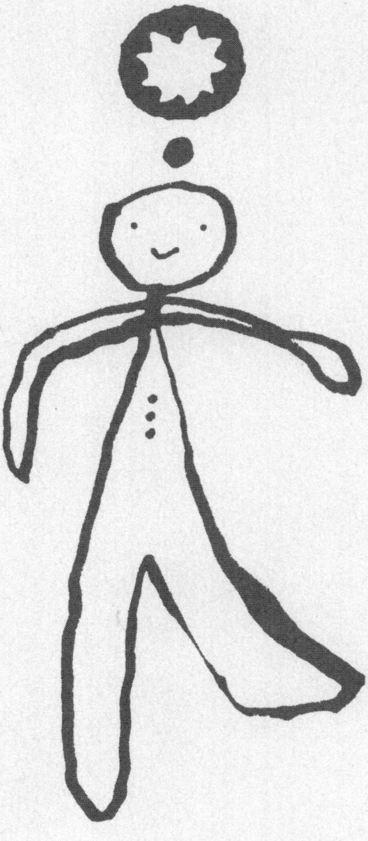

ブロンズ新社

はじめに
INTRODUCTION

昨夜、中華料理店で食べすぎたのは、たしかにぼくです。 さらに夜更かししてなにやら絵を描いたのも、ぼくです。 で、昼過ぎに、もそもそ起きだしたあたりで、胃を重くしたり、目ヤニをだしたりしているのは、いったい誰でしょうか。 やはりぼくなんでしょうか。 いや、そんなこと、ぼくはやりません。 やる気もありません。 このあたりから話がややこしくなります。 おもしろくなります。
中華料理の消化に少し失敗したのも、目ヤニをだしたのも決してぼくじゃない、スピード違反したのも決してぼくじゃない、ぼくであってぼくじゃない、いちおう昔からぼくのところにいる、この体なんですよ、わかりますか、といったところで警官は納得しないけれど、最近のぼくはなぜかそんな気分に満ちています。 いわゆる客観的ということですね。 まさに客観視ということですね。 それはこのところぼくのクセみたいなものになっていて、そのクセが高じて過去にまで溯ってみたくなったというのが、この本です。
ずっとぼくのところにいるこのぼくの体というシアターの中で起こったパフォーマンス、ちょっとVTRで観てみましょうといった趣向です。 隣の席に座ってにこやかに解説しているのは、超客観的整体のスペシャリスト、若き寺門琢己氏です。 彼の解説をまじえて、1幕1解説、全43幕のからだ・シアターです。
本文中の色文字が、寺門氏の解説です。
で、この本を作ったのはいったい誰でしょうか。

もくじ
CONTENTS

からだ・シアター

からだ・ノート

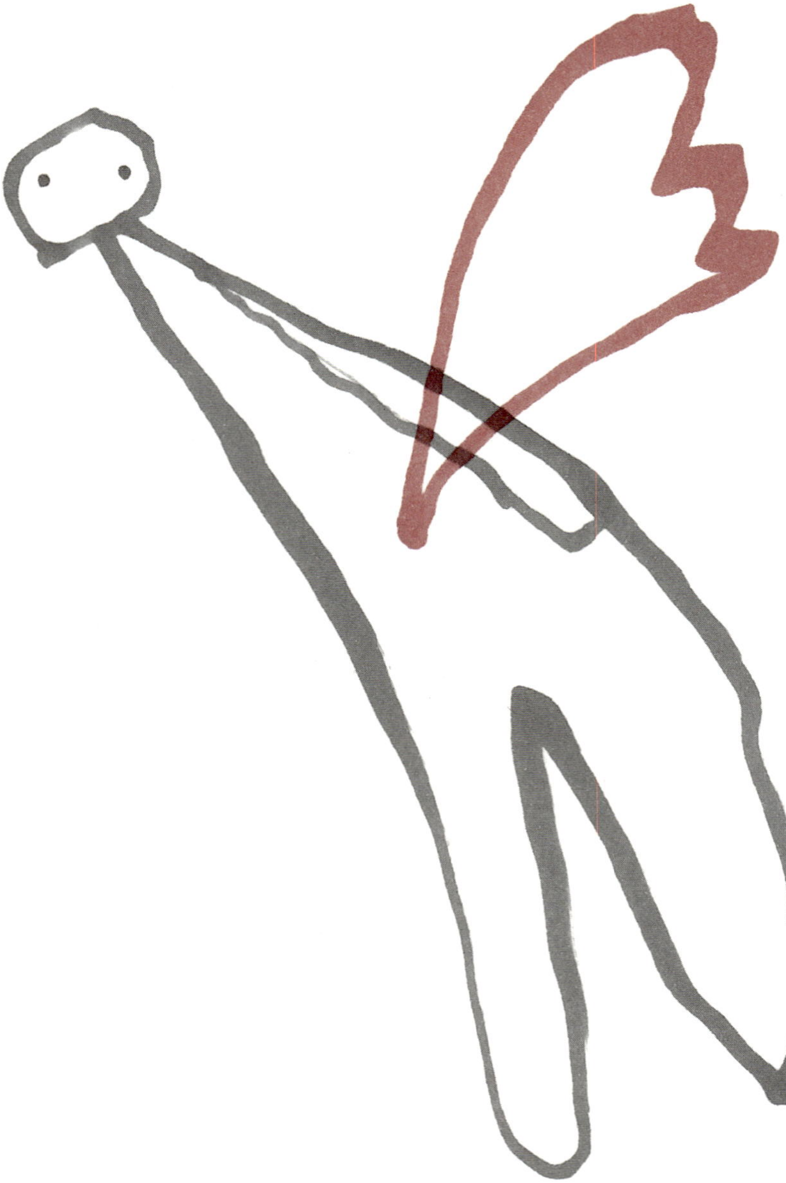

熱がでる

熱が少し高いと、とりあえずふらふらするから寝ていなくてはならないのだ。
いつもの寝場所ではない奥の部屋に蒲団《ふとん》を敷いてもらって、枕元に洗面器とタオルを用意して、ときどきタオルを取りかえておでこにのせて、熱いのやら冷たいのやら、ドキドキするのやらボーッとするのやら、なんだかよくわからない時間が過ぎてゆくのだ。 そして眠っているのやら目覚めているのやらも、ここにいるのやらいないのやらもはっきりしないような具合のとき、ぼくはかならず遠近感のものすごく激しい風景をよく見た。
広角レンズで見たような強いパースペクティブのついた部屋、蒲団も畳もなにもかもが、ぼくを中心点にして限りなく拡がってゆくような感じ。 恐る恐る伸ばす腕も、その風景の中のだいぶ先のほうまで伸びてゆく。 蒲団の脇からそっとだした足も、やっぱりずっと遠くまで伸びてゆく。 なんだか少し不安で、少し不思議で、そして少し素敵な気分。
ぼくはそんな発熱をしながら、もしかしたらほんとうに少し手足が伸びたのかもしれない、その度に少しずつ成長したのかもしれない、だからそのために、わりあいよく熱をだしていたのかな、などと思ったりする。

発熱は脱皮です。体の大そうじ、リフレッシュ、細胞の総世代交代。とてもしゃれた脱皮システムです。
ふつうに生活していて、人の体は偏っていきます。ねじれたり、ゆがんだり、さまざまな方向に偏っていきます。その偏りがある限界を越えると、発熱します。発熱によってバランスを取り戻そうとします。体温を上昇させ、免疫力を自力で高め、体中の細胞ひとつひとつを活性化させるのです。体が「休みだ」といっているのです。だからわたしたちの意志、努力、根性といったものとは別次元で、お休みなのです。
通常気にもしてない体の有り様や働きを感じます。気づきます。そして、いつもと違った時間がゆったりと流れてゆき、深い眠りの後、軽い下痢、大量のおしっこなどの排泄現象で一段落。体の脱皮は終っています。
そんな経過をへて、仕上がった体はすべてスッキリ、新品になったような感じです。気分スッキリ、顔色血色良好、味覚も回復しておなかもすきます。ただし、この爽快感は、自力で熱を処理した体にのみ味わえることなのです。解熱剤ではこうはゆきません。
ぼくは、熱のでるままに体をまかせます。そしてちょっと、発熱を心待ちにしています。

すりむく

すり傷切り傷といったレベルではもうこの人生、それこそ傷だらけの人生そのもので、細かいやつはいちいち憶えてはいられないし、かなり大きいやつでも、微かに残ったいわゆる傷跡でようやく記憶が甦《よみがえ》るといったところだ。
で、その傷跡、見た目にはほとんど確認できないのに感触だけに残っている、という不思議なやつがある。 左腕の外側、そこをさわると傷の感触がいまだにある。 見たところなにもないふつうの肌合いである。 でもそこだけ感触といおうか感覚といおうか、なにかが違う。 明らかに傷跡といっていい。 見えない傷跡。
中学の終りごろだったと思う。 ぼくたちはサッカーをやっていて、こともあろうにボールではなくぼくをゴールに蹴込んだやつがいた。 砂まじりのあまり上等ではない土のグラウンド、ボールのぼくは左の腕を接地面にして２、３ｍほどスライドした。 転がらなかったのがいけなかった。 いや、生まれがボールじゃないから転がれないのだ。 砂まじりの固い土の上を滑りながら、腕の皮がズズズズッと削れてゆくのがよくわかった。立ち上がってとりあえず押えた泥まみれ砂まみれの腕からは、すでに血が吹きだしていた。
ぼくは水道のあるところへよろよろっと走っていって、とにか

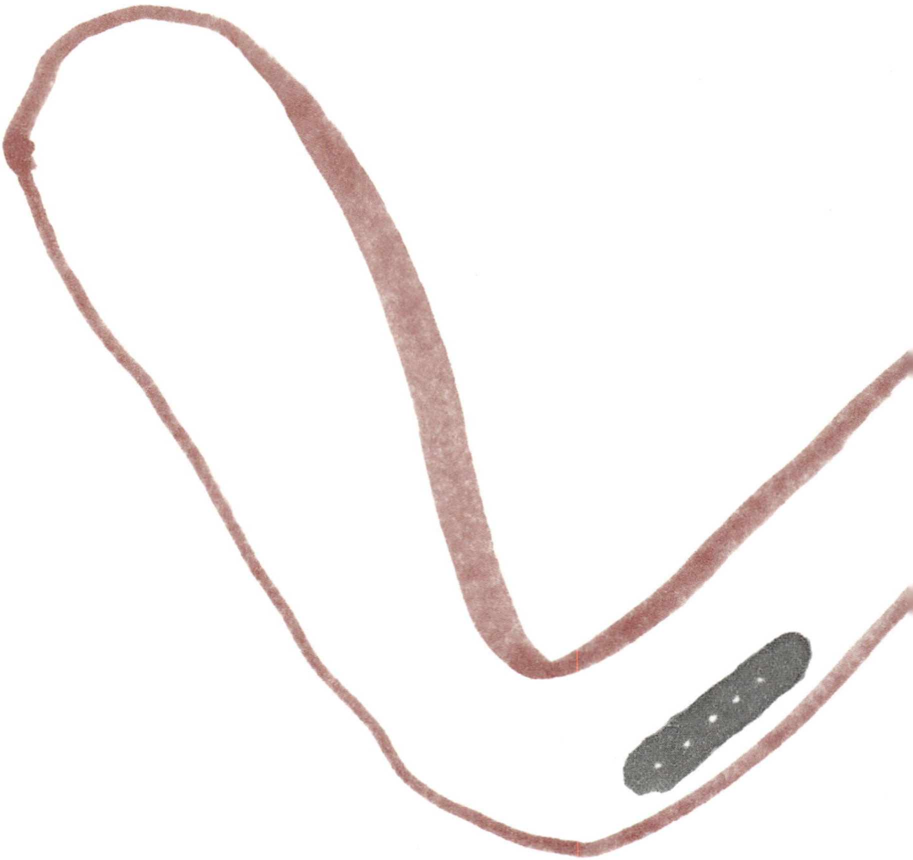

く傷のあたりを思い切って水で洗った。ハムであった。びっくりする程鮮やかなピンクであった。縦15cm、横7cmほどの楕円形のハム。ところがそのハムは一瞬のことで、ピンクはわっと赤くなる。そこでまた水をかけると、血が流れてピンクに戻り、またわっと赤くなる。少しなれてきてその一瞬をやや細かく観察すると、ピンクのハムの表面にまず小さな赤い点がびっしりと現れる。その赤い点があっという間に成長して、全体が赤くなって、さらにその全体がわっと盛り上がってきて、ボタボタボタボタッと流れ落ちるというわけだ。そこで水をかけハムに戻し、また赤いポチポチがでてくるのを見る。

けっこう楽しかった。その楽しさと凄さと加えてヒリヒリする痛さが、今も見えない傷跡となって残っている。

すり傷は乾かすのがいちばん。ちょっと高級な治療法としてはもぐさを焼いた灰を患部にじかに塗るという方法があります。ものすごく痛いけれど、数時間で治ってしまいますよ。

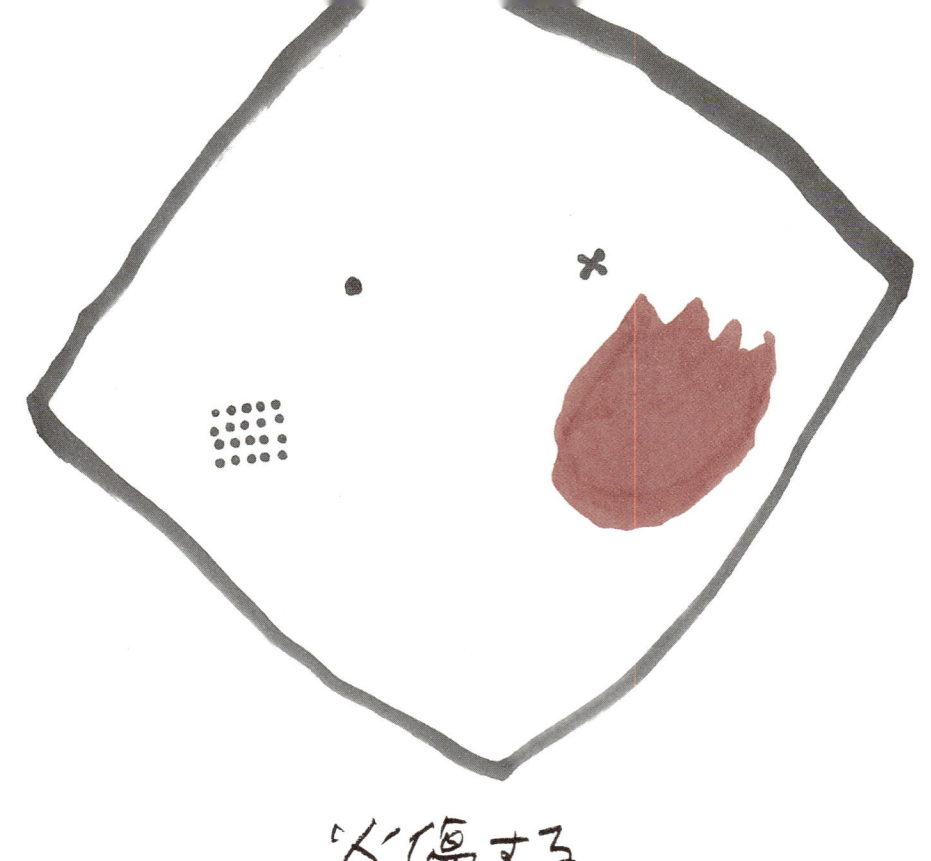

火傷する

ぼくが子どもだったころ、世の中けっこうアバウトで、たとえば広場の脇に、そのころようやくでまわりだしたプロパンガスの使用済みボンベが、平気な顔して野積みされたりしていた。いや、ボンベ置き場で、ぼくたちが平気で遊んでいたということなのかもしれないが、いずれにせよ、かなり危険な情況がそこら中にあった。
いや、これもまたそのボンベに手をださなければ、とくに危険な情況とはいえないのかもしれないけれど、やっぱりぼくらは、そいつに手をだす。 誰かが最初にボンベのコックをちょっとひねってみたのだ。 そして空のボンベにも、まだ少しガスが残っていることを知ったのだ。 そしてそのころの子どもは、なぜかマッチを持っているやつが多くて、ちょっと火をつけてみたのだ。 ノズルから吹きだしたガスが、残りとはいえけっこう勢いよく燃えて、なかなかいい感じなのだ。 でもなにしろ残りガスだから、しばらく燃えて尽きる。 ボンベは完全のカラになった。 で、それはおもしろいことはおもしろいけれど、すぐ飽きる。

そこで考える。 空地のすみに、焚火用の穴がある。 さしわたし3m、深さ1m半ぐらいの四角い穴。 この穴の存在と、プロパンガスは空気より重いという知識が、次の遊びへぼくたちを誘う。 こういうときは、みんなよく働く。 重いボンベをゴロゴロと穴の口まで転がして、下に向けてコックを開く。それを何回も何回も、何本も何本も。 青い炎がワッと燃え上がるのが見たい一心で、根気よく、残りガスを穴の中に溜めてゆく。

そして頃合いを見計らって、ぼくがマッチを擦る。 擦ったような気がする。 ワッとではなくゴッときて、青では決してない、オレンジ色の火柱が立って、立ったような気がして、広場全体が金色の光に包まれて、かなりビックリして、次の瞬間、みな笑いだした。 髪の毛の前面がチリチリになった。 顔と手をさらりと火傷した。それからしばらくの間、ぼくたちは日光浴しすぎた夏の終りみたいな肌をしていた。

まず冷やします。 これは基本です。 後日、運悪く水ぶくれになり、さらにそれがつぶれて赤むけになってしまったときは、なんといってもアロエです。
まず傷口の大きさにあわせて、アロエの比較的肉厚な葉を1枚切ってきます。 そして2枚におろして、まわりのトゲを切り落とします。 和風料理人の気分です。
よいアロエは、切ると透明な粘液がタラタラ流れだします。 それを傷口に塗りつけて、2枚におろしたアロエのヌルヌルの側で、傷をふさぎます。 そして、バンソウコウで止めて、ネット包帯で巻きます。 翌朝はがしてみると、アロエのヌルヌルはすっかり消えて、乾いた皮だけになっています。 はたして傷口は……?
お楽しみに。

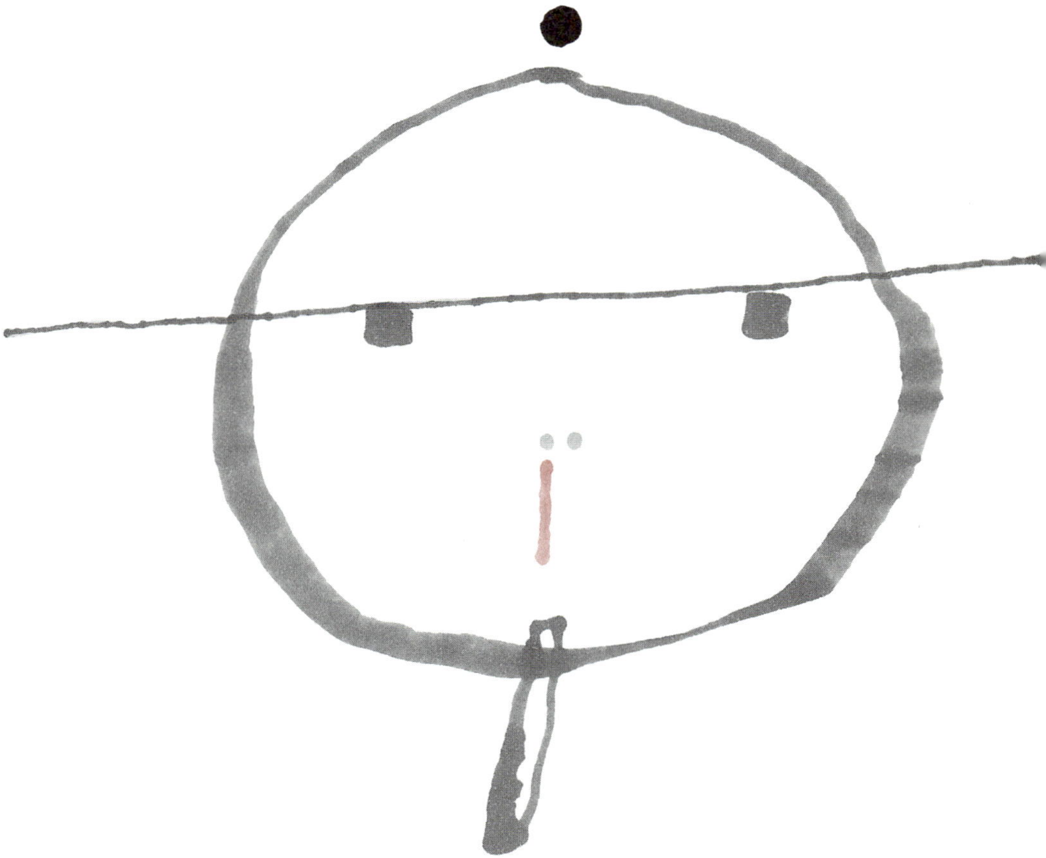

鼻血がでる(1)

べつに悲しくもないのに涙がこぼれたような気がしてハッとする。 ハッとしながら、いや目じゃない、目の表じゃなくて裏だ、だから涙じゃない、涙よりすこし熱い、などと感じる。 感じ終るか終らないうちに、目ではなく鼻から、ツッと涙より熱いやつが流れだして、あわてて手を当てると、それは血である。 鼻血である。
こんな切ない鼻血をぼくは何度もやった。 だいたいは夏の昼間だ。 校庭を横切って歩いているときとか、ランドセルに教科書を突っ込んで帰り仕度をしているときなどに、ふいにでる。 それこそなんでもないときにふっとでる。 数は少なかったけれど、他の季節にもちょっとはでたような気がする。 たいていはツッときたときに手で押える。 ハンカチがあるときはそれで拭く。 ときどき手が間に合わなくてポタポタと落ちて、服を汚したり机に散ったりする。
なにしろ血だから少しショックだ。 なれていてもショックだ。 ときどき人に気づかれる。 だいじょうぶ？ 保健室に行けば、横になったほうがいいんじゃない、などといわれる。 いわれると少し辛い。 だからなるべくそれ以上でないように、鼻を啜る。 鼻血を啜る。 鼻の奥の、喉のあたりが鉄錆のような味になる。 ちょっと嫌な感じ。
でも今ともなれば、なんとなく懐かしい感じ。 こんな切ない鼻血は、中学1年の、たぶん秋の体操競技会のとき、純白の競技服をちょっと汚したのが、どうやら最後のようだ。 それから後の記憶はない。

鼻血は、脳内の血圧調整です。 脳内出血を防ぐための、緊急対策です。
頭に血がのぼって降りてこないとき、脳内は充血などしていられません。 そんなことをしていたら致命的です。 そこで手っとり早く、鼻の穴から血をすてます。 また、チョコレートを食べすぎたり、糖分を一気に摂りすぎたりすると、血糖値が急上昇します。 すると血液中に夾雑物《きょうざつぶつ》がふえ、血管が詰まりやすくなります。 でも、詰まってはいられないので、鼻から雑物入りの血をすてます。 体も、やるときはやります。
新鮮で反応のよい体ほどこの調節がしやすいので、子どものほうが鼻血をだしやすいのです。 鼻血がタラーとくる前の、ボーッとしたのぼせ感や頭の重さも、頭の熱さも、鼻血によってスーッと消えます。 こうした体の自発的な安全装置としての働きは、病気とははっきり区別されるべきです。

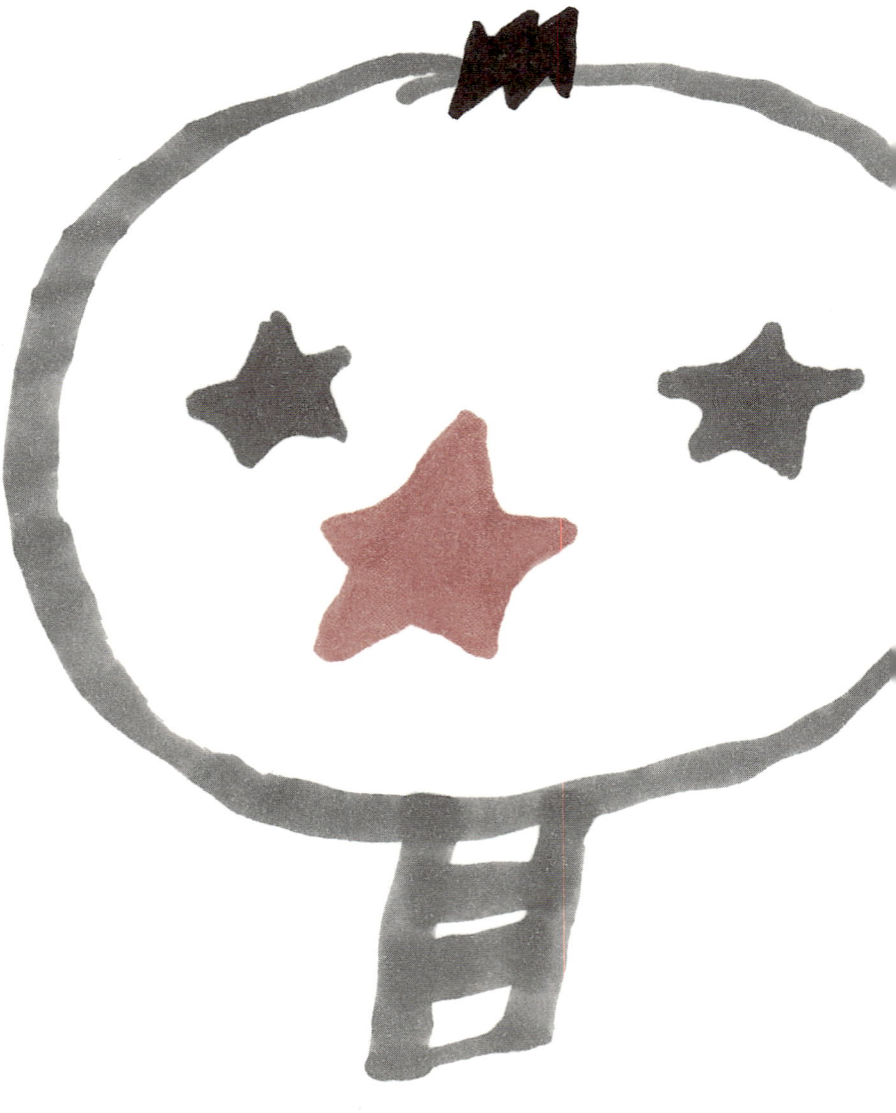

鼻血がでる(2)

あまり思い出したくもないけれど、あえてちょっと思い出してみるだけでも5、6回はある。トラブルの果ての鼻血、そう、かなり痛いやつ。

行き先の間違いがどうのこうの、いいかげんにしろよ、うるせえんだよ、バカヤロが、ふざけんじゃねえよ、表へでろ、おお上等じゃねえか、なんて調子でタクシー・ドライバーとファイトになって、彼は口の端から出血、ぼくは鼻血。

4つか5つぐらいの悪ガキと戯れに相撲をとって、途中から柔道になってさらにレスリングになって押え込み、フォール寸前というところで、敵は必死の頭突き、不覚にもわが顔面に直撃。

ガキは脳震盪《のうしんとう》、ぼくは鼻血。
なにがどうなってこうなったんだか、ぜんぜんわからないけれど、テニスボールが鼻に当って、いきなり鼻血。 試合は負け。
なにしろこの類の鼻血は痛い。 いや、痛い結果の出血、鼻血そのものが痛いというのは間違いだけれど、痛さをまさにヴィジュアル化してくれる鼻血だ。 相手を少しひるませたり、恐縮させたり、心配させたりする効果のある出血だ。 あえていえば、わりあい好きなタイプの出血だ。 鼻の穴に、昔なら脱脂綿、今ならティッシュペーパーを詰めた形はそういいものではないけれど。

かんたんな鼻血の止め方講座。 ひとりではできませんので、ふたり一組になってください。
鼻血のでている人は、直立してください。 止めてあげる人はうしろにまわって、出血している側のアキレス腱のつけ根、かかとのところを、こぶしの小指側でト、ト、トン、ト、ト、トンとちょっと強めに叩きます。 ちょっとびっくりするくらい、突然やってあげるのがコツです。 すぐに止まるので、試してください。

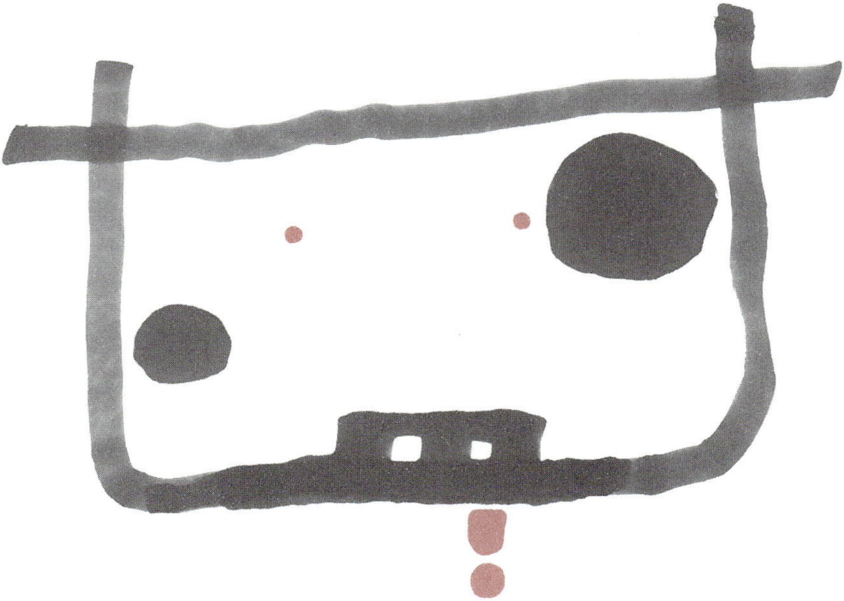

よだれがでる

眠っているとよだれがたくさんでるので、恥ずかしいから結婚なんかできないんじゃないかなあと子ども心に悩んでいた。それにこれは病気じゃないから、治るとか治らないといった次元の話ではないし、でないようにガンバッテみるというわけにもゆかず、ま、そのままあきらめてたくさんよだれをだしながら成長してきた。

で、よだれ問題にそうスポットをあてないでなんとかめでたく結婚もできたし、大人になったし、けっこうけっこうなんてやっていたのだけれど、ある時期から、そう、20代の後半あたりで、よだれがあまりでなくなった。 眠りながらよだれをしなくなった。 よだれをしながら眠らなくなった。 そういう状態に気がついた。
治ったのではない。 むしろよだれがでない病気になった。 つまりよだれはぼくにとって熟睡の条件であって、そのころからよだれがでるほどぐっすりとは眠れなくなったということだ。
理由は正確にはわからないけれど、たぶん生活上の諸問題がいろいろと絡み合って、そんな状態を作りだしていたんだろうと思う。 結果、顔がゆるんでいなかったんだろう。 ついでに頭の中もゆるんでいなかったのだろう、いやな夢をよく見た。
たしかに、顔がゆるんでよだれをしながら見る夢は、おおかたしまりのない、脳天気な夢になるんじゃないかという予想は立つ。 ひるがえって、よだれのでにくい状態、つまりゆるんでいない顔、頭で見る夢は、よくて真面目な夢、だいたい深刻なものだろう。 いずれにしても、体に悪そうである。 事実、よだれなき眠りは体に悪く、その時期、ちょっとシンドいところまで行った。 いろいろトラブルがでた。

ま、迂余曲折《うよきょくせつ》あって、なんとなく体を整えられるようになって、
ありがたいことにまた再びよだれが甦《よみがえ》った。
顔、頭、つまり体がゆるむ睡眠がなんとかとれるようになった。
よだれがでるような眠りをわがものにできた。そしてときどき
見る夢も、なんとなくよだれがでそうな楽し気なやつが多い。
よかったよかった。

話したり、呼吸したり、人間の口の中はいつも外界と接してます。ウイルス、バイキンも、侵入するのはかんたんそうなのでやってきます。偶然飛びこむのもいます。けっこう、オープンな性格の場所だからです。しかしそうかんたんには、バイキンの思うようにさせません。よだれのバリヤーで守ります。赤ん坊はよだれの王様です。元気なのです。だらだらのよだれで、口腔を守っています。よだれは、鼻水以上に重要な免疫系の役割もはたしているのです。子どものよだれをたしなめるのは、ナンセンスです。汚いわけはありません。どんな衛生的食品や飲料より、はるかにクリーンです。そして、だ液あっての粘膜です。そこのところよろしくお願いいたします。

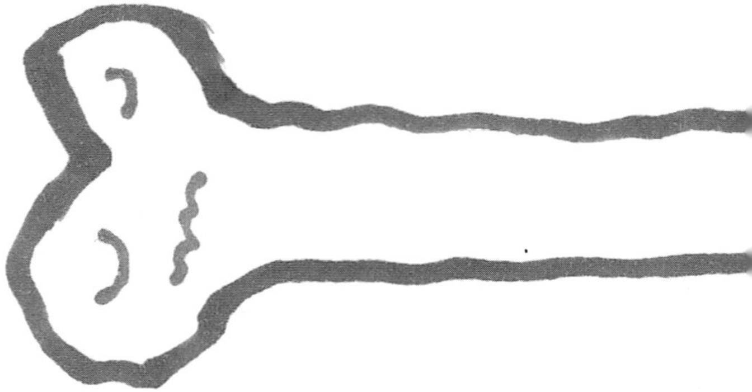

骨を折る

ほんとうにK君は気の毒だった。

まったくやる気がなかったし、むしろいやだったのに、メンバーが足りないということで、むりやりサッカーの試合に駆りだされて、そのわりには、足が遅いのと図体がでかいからという理由で、ゴール・キーパーをやらされて、それでもいちおうの責任感と、柔道部で鍛えたそれなりの運動神経でなんとかキーパー努めているうちに、よせばいいのになんとなくやる気がでてきたりして、ちょっとばかり積極的になったあたりで、敵と絡んで転倒し、腕を骨折した。

いや、骨折は後でわかったことで、その場では転んだときのすり傷、切り傷の出血のほうがインパクトがあったから、腕をか

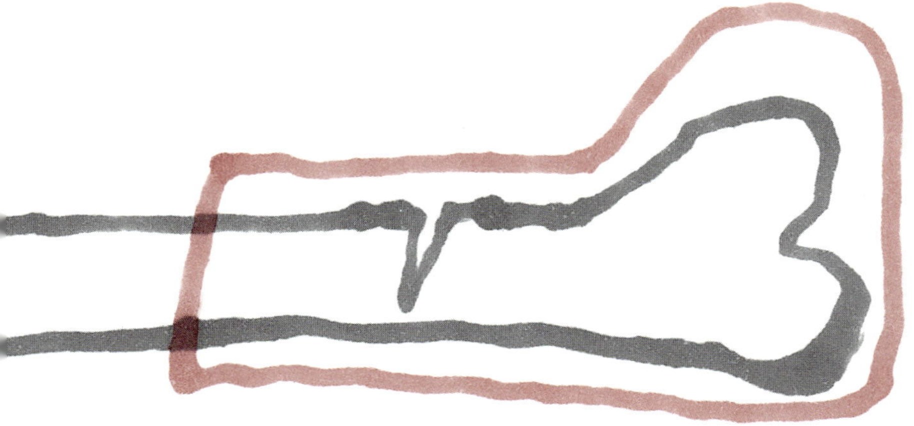

かえ込んで呻いているK君の気の毒さも、わりあい表面的なのであった。 だから誰かが代わりにキーパーになって、ぼくたちは試合を続けたのであって、リタイアしたK君がいつ帰っていったのかも、誰かつきそっていったのかどうかも知らなかった。そして翌日、K君が欠席して、あのとき腕を骨折していたのだという情報がどこからか入ってきて、ぼくははじめてK君の深い気の毒さに気がついたというわけだ。 いや、深い気の毒というのは一般的なとらえられ方ではないらしくて、「あんなんで骨、折れるのかよ」とか「体の重みで腕、折れたんじゃねえの」などとけっこう軽く受け止められていた気配があって、ぼくはさらにK君の重い気の毒さを思ったのであった。 で、K君は学

業に復帰したのだけれど、しばらくは、口汚い連中が「わざとらしい……」とか「オーバーだな」などと揶《や》揄《ゆ》する、やや仰々しいギブスをしていた。
ぼくは、戻ってきたK君が、その白いギブスのせいだけではなく、なんとなく以前よりもしっかりとした気配を漂わせているのにとても興味を持った。ちょっと変化したように見えた。社会にでてからのK君の生き方を見るにつけ、そのときの変化は、骨折り損は二度としないぞ、という覚悟、あるいは信条のようなものが彼の中で芽生えたことが原因だったのじゃないかと思う。
K君は今も、けっこうしっかりした経営者である。

まあとりあえず、レントゲンを撮って、整骨して、ギブスですよね。そこから骨は、自然に自力で再生してゆくわけですが、これがただものではありません。
折れた場所がつながってゆくとき、結果的に骨組織は増殖して、以前より骨が太くなります。つまり、弱かったところが折れて、以前より強くなるというわけです。体の回復力には驚かされます。ありがたいので、ギブスの上から、おわびと感謝の気持ちを込めてさすってあげましょう。

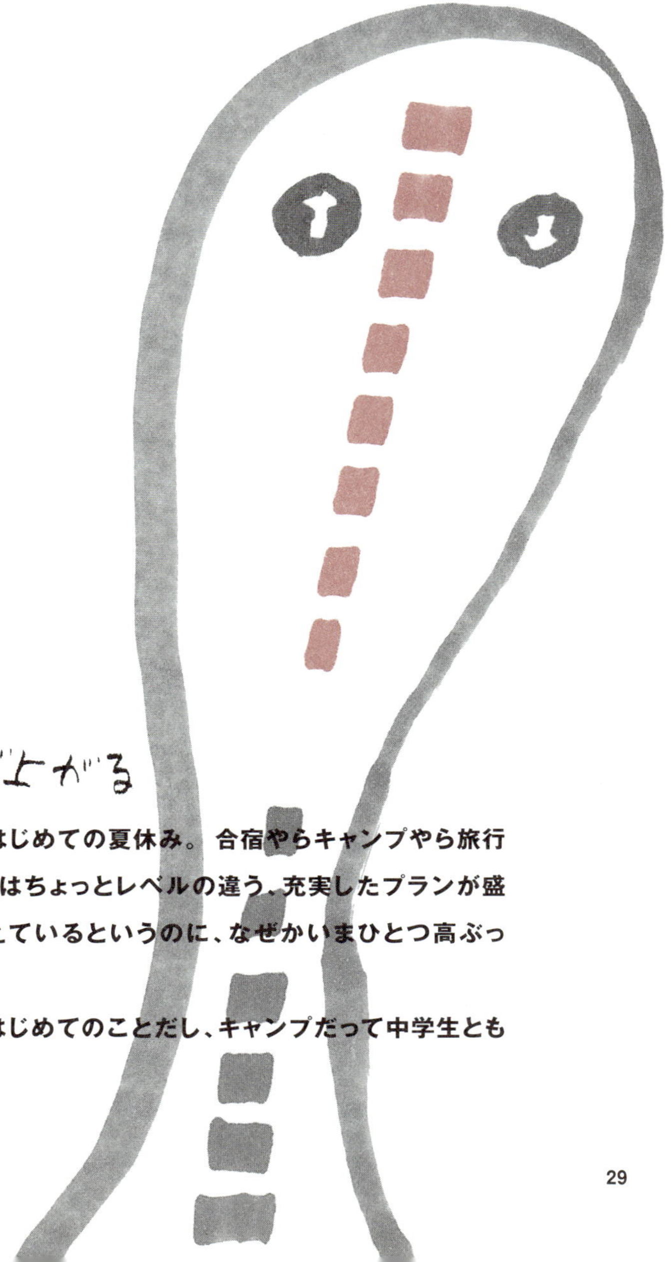

血圧が上がる

中学生になってはじめての夏休み。 合宿やらキャンプやら旅行やらと、小学校とはちょっとレベルの違う、充実したプランが盛りだくさんに控えているというのに、なぜかいまひとつ高ぶってこない。
合宿というのもはじめてのことだし、キャンプだって中学生ともなれば、道具仕立てからちょっとしたものなのだから、万能ナイフや寝袋などを揃えながら当然わくわくしてくるはずなのに、なんとなくダメなのだ。そう、ダルいんだ。体がいまひとつ乗ってこないのだ。気分がそれなりに高ぶってきているからこそ、余計に体の遅れが気になるのだ。その低調さにかえって気持ちが焦ってしまったりするのだ。そこで仕方なく病院へ行った。

「若年性高血圧」って診断された。今でもよくわからないけれど、そのときもわからなかった。親を介して聞いた医者の説明によると、体質的に高血圧なんだそうだ。で、気圧が、つまりこの地球を取り巻く大気の圧力が低いと、高い血圧とのバランスで体の調子が悪いんで、8月にもなって太平洋高気圧が張りだしてきて夏型の気候になれば、調子がよくなるハズである、ということだった。この不思議な見立て、もしかしたら正しかったのかもしれない。いや、キャンプが予想以上に楽しかったからなのかもしれないが、なにしろ8月に入って、ぼくは調子を取り戻した。

そして翌年は前年の体験があったからなのかもしれないが、7月にちょっと調子悪くて、太平洋高気圧とともに、すんなりと元気になった。そしてその次の年あたりからは、7月中に調子が悪いということも少なくなったのだが、相変わらず太平洋高気圧でより元気な夏を迎えるようになって、それは驚くべきことに、今も続いている。
要するにその医者の説明がなにしろ気に入ったわけだ。 太平洋高気圧とともに生きているというヴィジョンが、ことのほか気に入ったのだ。 高気圧が張りだしてきさえすればぼくは大丈夫、すべてそれまでの辛抱さ、という感覚がまったくいいのである。 若年性はともかく、今、中年性の高血圧であろうとなかろうと、そんなことはどうでもいいのだ。

人間の体の上にはものすごい量の空気（気圧）が乗っかっています。
大気と皮一枚で隔てられている毛細血管に、気圧の差が影響を及ぼさないはずがありません。 湿度の違いだって関係してきます。 このとき適応するために血圧は動きます。 大気になじませるのです。 ダイビングで血管が水圧で圧縮されるとき、調整のために減圧するのと同じです。
血管が柔軟であれば、低血圧寄りの人でも高血圧寄りの人でも、気圧の変化になじみます。 要は血管の伸び縮み度の問題です。

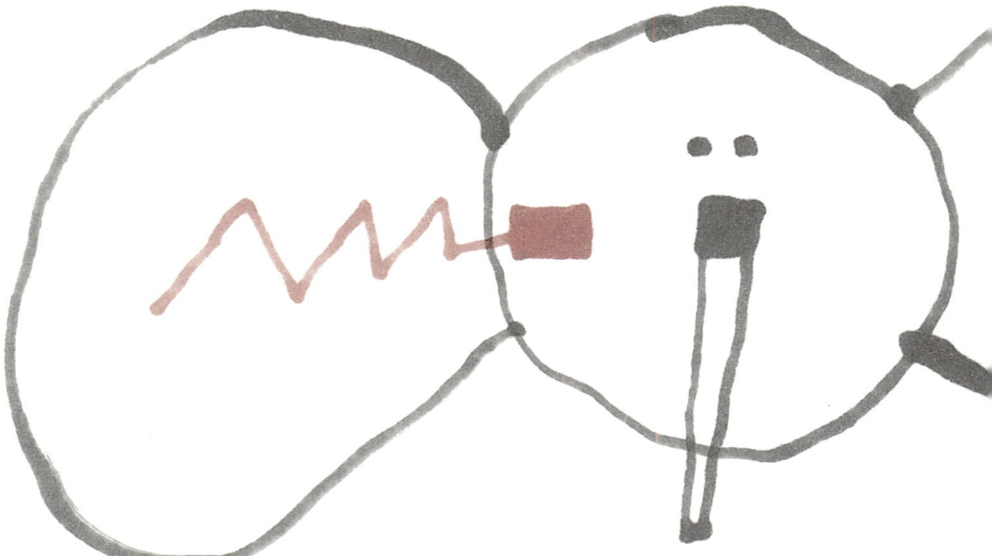

鼓膜が破れる

明らかにちょっとした思い違いなのであった。
テープ状の紙に火薬が少しずつ玉になって並んでいるやつが巻いてあって、それをブリキのピストルに仕込んで引き金を引くと、パチン、パチンと乾いた音とともに、微かな煙がでるというなかなか好ましい玩具があった。 ぼくはその玩具が好きでよく遊んでいたのだけれど、とくにテープ状の火薬の帯が気に入っていた。だからわざわざピストルには仕込まないで、テープだけを石の上かなにかに置いて、別の石でその火薬の玉の上を叩くほうがおもしろかった。小さな爆発が石から手に伝わって、ちょっとした快感なのである。で、それに飽きると、次は火薬の玉を３つ４つまとめて一気に叩く、あるいは平べったい石で同時多発なんていうのをやるのだった。
中学生になったある日、陸上競技部の部屋の棚に見憶えのある玉になった火薬のシートを見つけたのだった。それはテープではなくシートになっていて、火薬の玉ひとつひとつ切り離せるようにミシン目が入っていた。それは明らかに競技のスタートのときに撃つピストル用の弾で、玩具用のとは大きさも火薬の量もまったく違うものなのだが、なんというか、火薬が玉になって紙の上に並んでいる感覚が玩具とまったく同じなものだから、思わずその大切な差異を見落としてしまった、というより他にないのだ。あえてさらに加えれば、懐かしさのあまり頭が廻らなかったとでもいえばいいのか、とにかくぼくはその競技用の弾のバラになったやつをふたつ重ねて、このまとめてというところもやはり懐かしさのなせる術だったのだろうけれど、なにしろ部屋のコンクリートの床の上に置いて、そばにあったブロックの半分のやつで上から叩いたのだ。
火薬のシートを見つけてからブロックで叩くまで、たぶん10秒以内だっただろう。思わずやってしまいました、という情況説明。バンという感触は憶えている。そこから音が消えた。ぼくに向かって、誰かがなにかをいっているのが遠くのほうから聞こえてくるのに気づいたのは、だいぶ後のことだ。そしてそれから2カ月ぐらい、ぼくはずっと小さな音の世界にいた。

体の中でいちばん大気と繊細に接しているのが、鼓膜です。音だけでなく、気配までも感じとってくれます。要するに、とてもデリケートにできているわけです。
とはいえ、そこはなにしろ人体です。破れたといっても、障子紙とはわけが違います。再生能力は充分にあるわけで、そのまま放っておきます。
ところで、鼓膜はさておき、耳は腎臓です。形もとってもよく似ています。腎臓の血行が悪いときは、耳をもみほぐすと、腎臓も回復します。また、飛行機に乗っていて、気圧で耳が痛くなったときは、腎臓をあたためると楽になります。

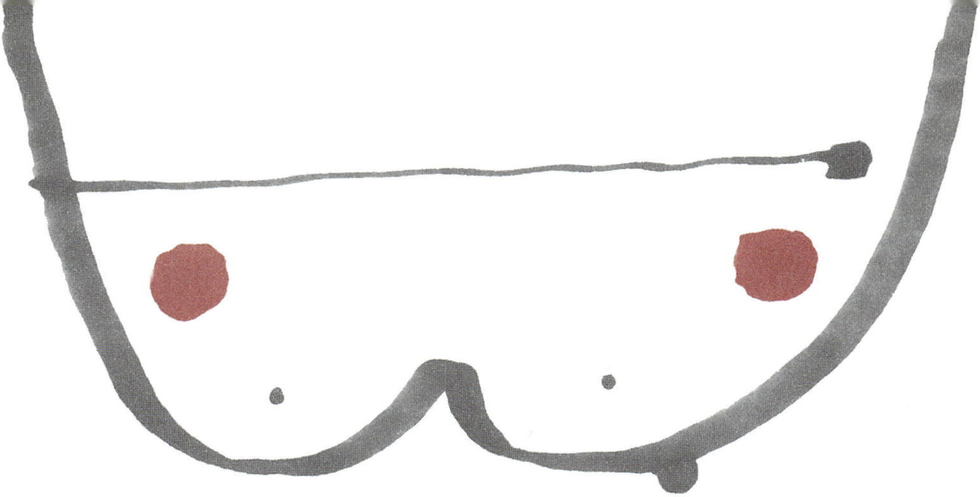

イボができる

「はりねずみ、チクチクしてるのがきもちがいい……いぼがえる、イボイボしてるのきもちがいい……」なんて詩を書いたことがある。一見、ばかばかしい詩ではあるけれど、じっくり味わってみるとやっぱりばかばかしい。ばかばかしいほど当り前、というところがこの詩の心であって、自分ではけっこう気に入っている。I氏の曲がいまいちだったので、この詩、歌としてはあまりはやらなかったけれど、そんなことは、ま、どうでもいい。たいした問題ではない。問題はイボである。

なにしろこちら、いぼがえるではないので、眉毛の脇あたりにできた小さなやつでも、イボはイボとして気になる。洗顔のときにちょっと鏡で見てみると、なんだか少し大きくなってる、それに、あれれ、近くに小さいのがふたつばかり増えているぞ、あたりでゾゾッとして、イボイボしてるのは、はっきり気持ち悪いのである。いぼがえるイメージがにわかに具体化した。そこで病院。
イボ科が見当らないのでとりあえず皮膚科。あまがえる系の医者に「ほったらかしにしておくと、あっちこっちに移りますよ」なんて脅かされて、超低温なんとか療法。高熱ではなく超低温で焼く、つまりイボを凍結状態みたいなものにしてやっつけてしまうというやつをやってもらった。で、めでたくすべすべしてるのきもちがいい状態になった。ついでに思うに、いぼがえるもなにかのハズミでイボがとれてしまったりして、すべすべになったりしたら、かなり気持ち悪いんだろうなと思う。死んでしまいたいと思ったりするんだろうなと思う。イボイボでよかったねということなんだろう。あらためて。

イボができたら、まる1日ラマダンです。ラマダンとは、イスラム教でいうところの「断食」です。「私は多く食べすぎました」と反省します。そしてイボコロリです。これはキキます。

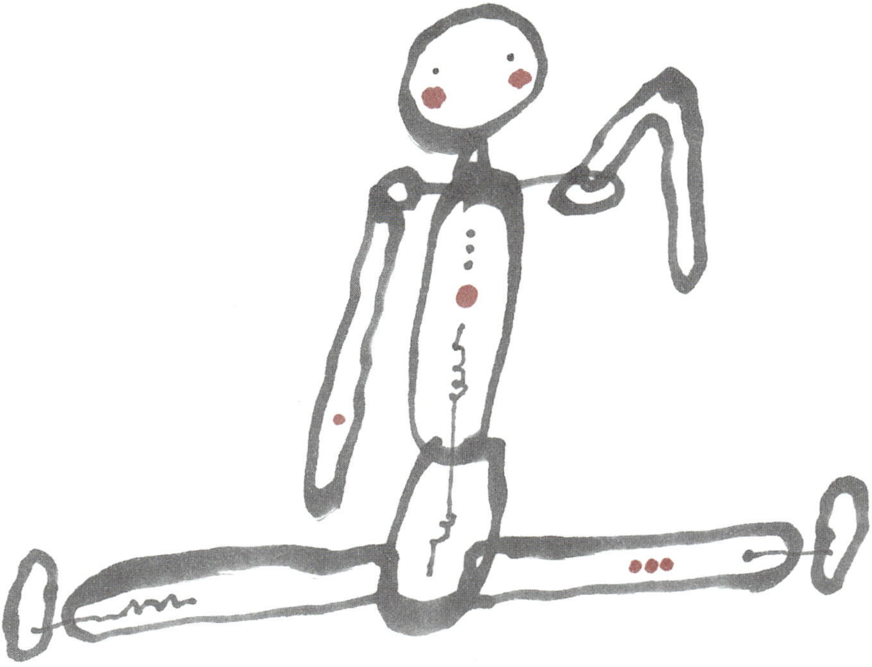

麻痺する

展覧会で気に入った絵を見た帰りには、画材屋に寄って、油絵道具のなにかしらを買い求めて、翌日あたり絵を描きはじめる。 散歩の途中でたとえば左官屋がコテを器用に使って壁などを塗り上げていたりするのに出会うと、しばらく興味深げに見物していて、後日、どこかで同じようなコテやセメント少々、砂少々を手に入れてきて、風呂場の脇あたりでやっている。 大工の真似ごとのまま、庭に小屋を作ったりするときも、見憶えた方法、たとえば垂直をキチッとだすために、糸の先に重りをつけて上から吊したり、ちょっとの材木にも溝を掘って木組みをしたり程度のことをする。生業としては比較言語学なんていうよく解らないものをベースに教職に就いていたぼくの父親であるが、なにしろそういった類の真似ごとが好きであった。
植木鋏を買ってきて庭木の剪定《せんてい》の真似ごとをしてたのも、やはりそのレベルの仕事だったのだけれど、その日は外が寒かったのがいけなかった。庭師を気どってかなり長いこと植木鋏を振り廻して、すっかり体が冷えたところで、暖房のきいた部屋に戻ったのだ。そこで頭の血管がちょっと切れて倒れた。しばらくして回復したのだけれど、左手足に軽い麻痺が残った。で、その麻痺についての対処の方法も、これは見よう見まねというわけにはゆかないけれど、とにかく自分でちょっとやってみたいのだ。
庭木の手入れは植木屋にまかせればいいものを、リハビリはリハビリの専門家にまかせればいいものを、というわけにはゆかない。ゆきたくない。なんとなく研究したり試したりというクセが、この場合もでる。見舞いがてらにときどき顔を見にいくと、ここのところの研究の成果といった調子で「素人はな、指の動きは指の筋肉でやってると思うだろうが、そこが違うんだ。腕から動くんだよ。その腕は肩から動くんだ。うん」などという。そして不自由な左手を右手で持ち上げて、「この左手に仕事をさせるんだ。本を押えていろってな。で、ちょっと忘れていると、これがすぐサボるんだよ。おもしろいだろ」などと楽しげにしゃべるのであった。

ぼくは麻痺を、極端な体の左右差としてとらえてみたいと思います。右利きの人は左手がちょっと麻痺、左利きの人は右手がちょっと麻痺。利き手でない側の動きが、融通がつかないという点で麻痺に近いのです。
そもそも人は日常的に左右をそれほどはっきり区別して生活しているわけではない、とぼくは常々感じています。動物たちを見ていると、右利き、左利きを意識することなく、どの指も実に自由に使っています。右手で握手するというようなルールがないからです。実は、人間も本来そうだったのではないだろうか。右利きに矯正していこうとする人間社会の不思議さを踏まえて、麻痺のメカニズムに興味を持ち続けています。

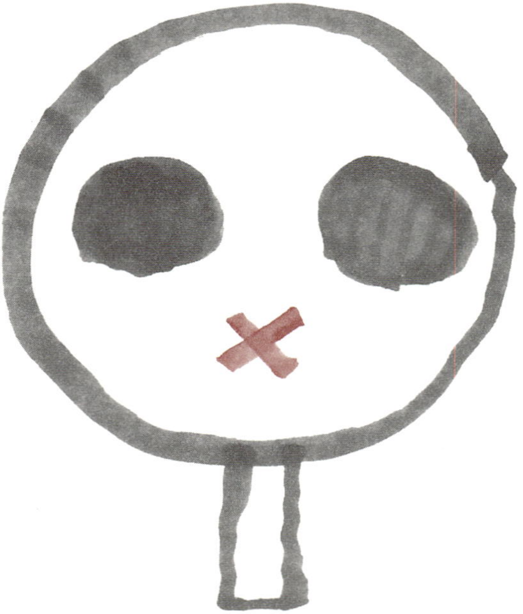

中毒になる

今はコンピューター・グラフィックスなんてものがあるからかなり手を抜けるんだろうが、ぼくが工業デザインの勉強をしていた当時は、しょっちゅうモデリングというのをやっていた。設計、デザインしたものをいちおう作ってみるのだ。実際はプラスティックだとか金属で作るべきものでも、デザインワークの段階ではそうお金をかけるわけにはいかないから、お金のかわりに手間ひまをかけて、たとえば木などで作ってみるわけだ。で、仕上がりをなるべくプラスティックや金属性のものみたいに見えるようにするために、何度も何度も塗装をかけたりする。
そのときぼくがモデリングしてたのは、卓上湯沸かしポットというやつで、蓋と台がプラスティック、本体はアルミで、という設計だったから、それらしく見せるために、塗装に凝っていた。
プラスティック部分はピカッと光った黒、胴体は少し艶を消した銀色、それぞれの色のラッカーをいろいろ工夫しながらコンプレッサーで吹きつけ、乾かしてからまた吹きつけ、黒のほうは途中で水ペーパーという辛気くさい工程をやって光らせ、銀色のほうは艶消し剤をまぜたりしていたわけだ。で、明け方の４時ごろ、かなりうっとりとしてきて、５時ごろには相当ぼんやりしてきて、６時に倒れた。
いや、倒れる寸前になぜか友だちが訪ねてきて、部屋に入ったとたん、なにか叫んだのだ。そして窓をあけてまわったのだ。
ラッカーの溶剤のシンナーが充満していたのだ。ずっと前の晩からその小部屋にいたので、気づかなかったのだ。ま、途中で何度も煙草は吸っていたから、爆発、引火するはどの濃度ではなかったんだろうが、中毒には充分で、ぼくはつまりシンナー中毒にかかったわけだ。ま、いちおう急性シンナー中毒。
その後、とくに味をしめて常用しようとは思わなかったから、これは単なる事故。早朝、人の部屋にやってくるなどという図々しいやつのお陰で、わりあいつまらない結果になった。やつがこなければたぶんぼくは、銀色と黒に輝く、上面三角下面正円という不思議な形状を持った卓上湯沸かしポットのできばえにうっとりして、倒れてしまったんだと思い続けたに違いないんだ。

人が快感を中心に動いているとき、急性中毒は避けられます。悪い環境状態になっているときにそれを不快と感じれば、窓をあけようという行動につながります。しかし不快に感じなければ窓をあけようとも思わないので、その結果気絶することになります。それは体の不快感を認識できなかったということです。
快感を中心に動くということは、実は不快を探知できるということなのです。なにかに夢中になっているとき、熱中しているとき、感覚器のエネルギー配分がどうも狂うようです。夢中になっているとき、熱中しているときこそ、体の快感を中心に動いてほしいものです。

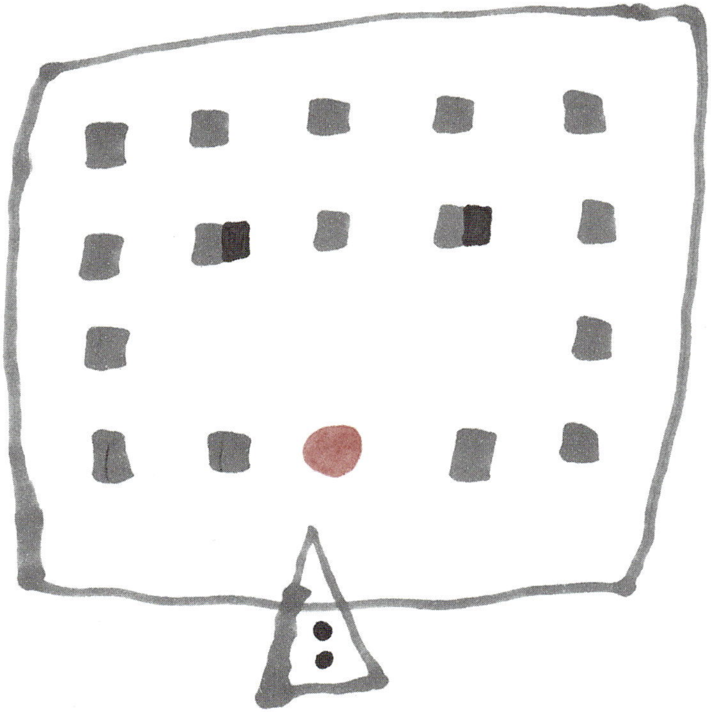

中毒する

「アンダーグラウンド」という言葉が、ちょっと特別な意味を持っていた時期があった。
ま、地上のことに飽きたのか絶望したのか、あるいは単に地下に憧れたのか興味を持ったのか、そこのところは定かではないが、とりあえず、たとえばアンダーグラウンド演劇とかアンダーグラウンド音楽などというものが、街の中のあちらこちらの、それこそ地下に出現していた。70年代初頭、つまりぼくが20代なかばのころのことである。
その男はたぶん、アンダーグラウンドに逃げ込んだのに違いなかった。 彼はいちおう、アンダーグラウンド劇団、略してアングラ劇団の役者なのであるけれど、地下2階のその劇団の本拠地である劇場にいるということのほうが重要なのであって、アングラ劇をするということはそう興味なさそうなのだった。 そこにいることでなんとかもっている、という感じだった。 だからほんのアルバイトで地下に降りてきた照明係のぼくを、ウェルカム・ツー・アンダーグラウンドといった気分でごく親しげに迎えてくれようとするのだった。 地下の仲間よ、というところだ。 でもぼくは3、4時間ばかりバイトして、すぐ地上に戻るつもりなのであるから、ちょっと迷惑なのだ。
そのあたりの気配をすぐ察知して、彼はぼくにいろいろとサーヴィスしてくれるのだ。 地下はいいよ、地上へ戻るのはつまらないよ、となるべくぼくを説得したくて、やれ薬だとか注射だとかをすすめてくれるのだ。 薬はいざとなればなんとか吐きだせるから、まあちょっとつき合ったけれど、注射は断った。 注射はよく知らないから少し怖かったので断わった。 少しも怖くないよ、とその男はとてもやさしく、何度も何度もすすめてくれたのだけど、やっぱりぼくは断わった。そしてあるとき、苦しまぎれに、ぼくは注射よりいい方法を知っているから注射は必要ないんだ、といった。「ああ、そうなのか……」とその男はうつろな眼差《まなざ》しのまま深くうなずいて、それ以上注射をすすめることはなかった。
ぼくはウソをついた。それ以上の方法がぼくにあるわけもなく、あるはずもなく、もしそんなものがあるものなら、いったいどこにあるのか、誰か教えてほしいと思っているのに、ぼくにはそれがあると、彼にウソをついた。ぼくは地上に戻って、ずっと地上にいて、苦しまぎれのウソに折り合いをつけようとしている。

恋愛は中毒です。習慣依存性がみとめられるからです。
人間における中毒症の中で、中心に位置するものだとぼくは考えます。この中毒傾向が歪むと、後に残った習慣依存性だけが遊走します。そこで、アル中、ヤク中などの当代流行のわりあい手軽な中毒症に走ります。結局、万人は中毒欲求に生きているので、わたしは健全な恋愛中毒をすすめます。

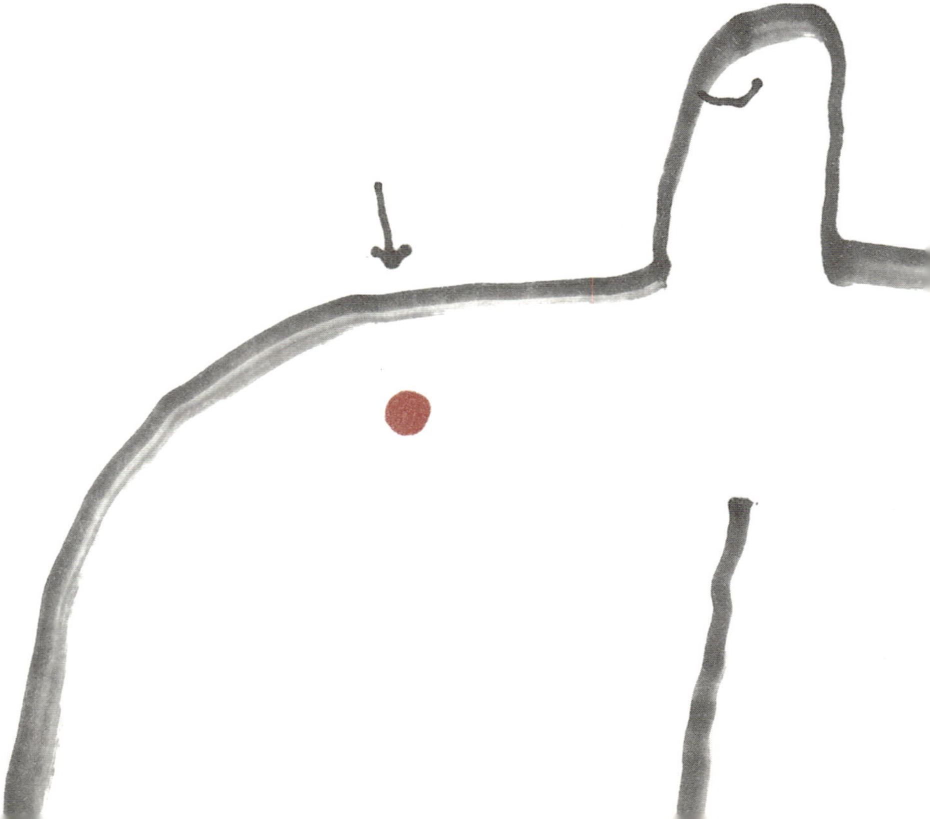

おできができる

正式にはなんていうんだろう、「おでき」ではあまりにもだらしないけれど、なにはともかくそう呼ぶしかないぐらいできるのがおできである。
おしりの、そう、ちょうどズボンのうしろのポケットのあたりにはじめは小さなやつができたのだ。 ちょっと気になるという程度のもので、ま、そのうち治るだろうぐらいの気分でほうっておいた。 たまたま山岳部の合宿であった。 南アルプスの甲斐駒ヶ岳という、まあかなり厳しい山で、4日間の予定だった。
2日目の夜あたりからだいぶ腫れがひどくなって、3日目の朝になると、パンツがさわっただけでもひどく痛んだ。 よし、オレが切ってやる、なんていいだす先輩がいたりしたのだが、どうせ汚いナイフでやるに違いないので、ぼくはもう少し我慢するといった。
でもかなりキツい。 パンツやズボンがさわるとひどく痛い。 さわらなければなんとか我慢できる。 赤く腫れ上がった中心が1センチほど、そこをなんとかさわらないようにするために、ぼくはプラスティックの小皿を使うことにした。 おできの山をすそ野までそっとかぶせるように小皿を当てて、おしりにガムテープでじかに止めた。 そして、だましだましズボンで押え込むという方法で、なんとかしのいだわけだ。 それからの丸2日間、ぼくは南アルプスの山とおしりの山のふたつの山と闘うことになったのだった。

おできはおまんじゅうみたいです。中身があります。それはあの黄色い「うみ」というやつです。それは、バイキンと戦った血液中の兵士たちの死ガイです。とくに白血球などです。「おでき」ができたのではなく、「おはか」ができたのです。体内の炎症部のバイキンをやっつける戦争が終ったのです。彼らはクールに仕事を終えて死んでいったのです。

あとはわれわれがおできをいやがらずに、うみが外に排泄されるか吸収されるまで、そっとしておいてあげるやさしさが必要です。おできのかたまりは、だんだん皮膚近く、浅いところまで移動して浮び上がってきます。そして熱くなって赤い開口部ができて、そこからうみがでます。しぼったりせずに、ゆっくりでるだけだしてあげます。熟するのをゆっくり待ちます。全部ドビューとでる時期がきます。でない場合は体にゆったり吸収されます。そしていつしか消えます。口が開いてしまったら、やはりアロエのヌルヌル部分を塗っておきましょう。皮膚面の炎症の治まりが早くなります。

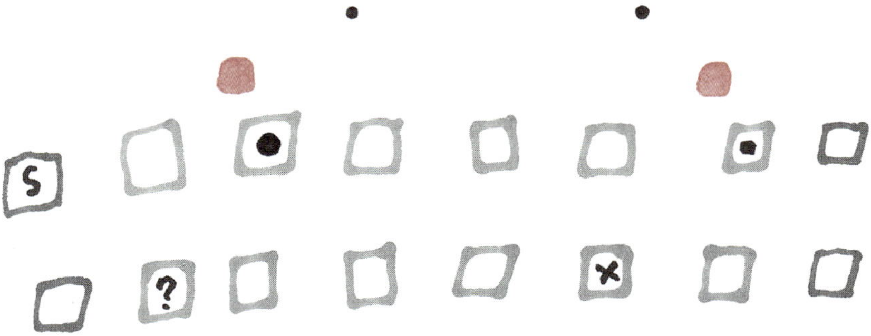

虫歯になる

最初にこんなイラストレーションにしたのは、いったいどこのどいつなんだろうか。触角としっぽのある黒装束の小人、槍とかつるはしなんかを持っていて、ニヤニヤしながら歯に穴をあける工事なんかをしているやつ、あれは恐ろしい。
調子にのって、おなかの中や頭の中で、やれ腹痛だとか頭痛だとかの原因ですといいたげな、たとえばクスリのコマーシャルなどに登場してくるやつは、さほどでもない。たいていの場合、正義の白装束とか、ばかにモダーンな宇宙戦士みたいなやつに、つまりこれが買ってもらうべきクスリというわけだけれど、結果やっつけられてしまうわけで、黒装束も白装束もまとめて無視できる。だが歯の工事をしている連中は、どうにも無視しにくい。もちろんこの場合でも、白装束やら科学系のシンボル・キャラクターなどが、歯磨きやら口内洗浄液などの商品的正義を演じるためのただの悪役にはすぎないのだが、どうもおなかや頭の場合とは様子が違う。なんとなく嫌だ。笑ってすますわけにはゆかない。かなり気になる。
はっきりいって、いそうな気がする。とても怖い。それはたぶん、やつらが夜通しやったであろう工事の跡がリアルだからなんだろう。目に見えるからなんだろう。歯が痛くて口をあけて鏡を見ると、もろに穴があいていたり、削られた跡なんかが見えるからなんだろう。子どものころ、しっかり見てしまったからなんだろう。作り話とか、想像図とはどうしても思えないからなのだろう。そこのところが、腹痛や頭痛にはない現実感なのだ。
で、ぼくの場合、触角としっぽの黒装束の小人はあくまでも歯のまわりにいまだにいて、それが槍やつるはしで工事をしているばかりではなく、あるやつはそれこそ歯槽膿漏液《しそうのうろうえき》を歯周ポケットに注ぎこんだり、またあるやつは左官工事みたいな調子で例の歯石を塗りつけたりしているので、油断もスキもないのだ。だから、唯一のかかりつけのお医者さんS先生のところに、年に1、2度は顔を、いや歯をださなくてはいけないのだ。それをこのところさぼっているのだ。マズイのだ。

いわゆる虫歯の痛みとはちょっと違う、歯の痛みについてひとこと。
口腔神経痛という病気があるらしい。歯が痛むのですが、虫歯ではない。歯の神経が痛いのです。それなりに辛いのです。経験ありますか。ぼくはあります。その場合の対処としては、肘湯です（P.145参照）。これは虫歯が痛くて仕方ないときにも、その場しのぎにはなりますが、治療的効果はありませんのでそのつもりで。
ついでに、例の「親知らず」という不確かな存在の歯についてもうひとこと。「親知らず」は「永久歯」のスペアです。この永久歯、現代は名ばかりで、非永久歯ばかりが目立ちます。虫歯にもなれば、折れたり、抜けたり、まるで、サギまがいで、とても永久歯とはいえません。そんな立場の悪い永久歯の救世主が、親知らずです。今までは、激痛を引き起こす迷惑な存在、としか思われていませんでしたが、この親知らず、非永久歯亡き後のすきまを埋めあわせてくれる、期待のルーキーなのです。

扁桃腺が腫れる

「のどちんこ」といういい方をとりあえず認めるとすると、扁桃腺はおのずから「のどきんたま」というようなことになる。そのたまがよく腫れた。腫れて、まさしくたまのようになった。で、そういうときはいちおう学校は休んで少し長く寝て、お昼少し前あたりにＩ医院に行く。Ｉ先生のＩ医院は、踏み切りを渡ったすぐ向こうにあって、ぼくがそこへ行くときはいつも扁

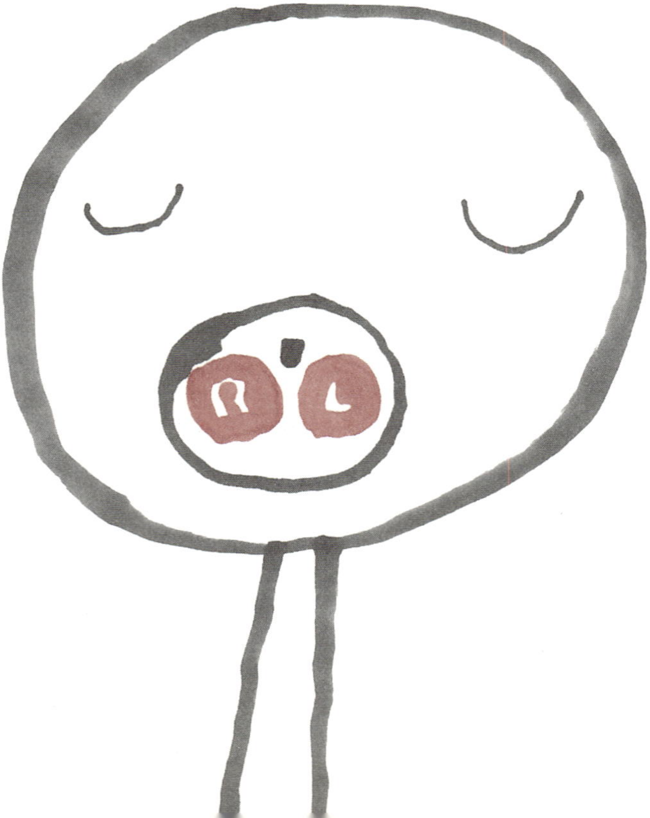

桃腺が腫れていたような気がする。 つまり扁桃腺の治療以外で、I医院に行ったという憶えがない。I医院はいちおうかかりつけの医者であったから、ほかの病気や怪我のときも行ったには違いないのだが、なぜか扁桃腺のときのことだけを思い出す。 踏み切り風景とセットになって思い出す。とくに帰り道の風景。
先生のところにいつもいる少し意地悪な看護婦が、脱脂綿を先っぽに巻きつけた金属の棒を、茶色い瓶の中にちょっと突っ込んで、瓶と同じ色の薬をつけて、先生に手渡す。それをI先生が、ぼくの扁桃腺にちょこちょこっと塗る。その度に、ぼくは死ぬほどむかついて、おえっ、おえっとなって、I先生は少し我慢しなさいよ、という。そして周期的におえっとくるのをなんとか耐えながら外にでて、路み切りを渡りながら薬まじりのツバを吐く。 苦しいほど気持ち悪い。でも扁桃腺なんだから仕方ない。 遠くの踏み切りで警報の鐘が鳴ってる。そんな風景。今でもはっきりと思い出す。
そしてたぶんはじめての扁桃腺の治療のときだったと思うが、家に戻って鏡を見ると、左右同じように腫れているのに、なぜかI先生は「ヘントウセン、ヒダリ」といったので不思議がっていると、母親が「左じゃないでしょ、肥大でしょ」といって大笑いしたことがあって、それ以後、おえっおえっとやりながら、ツバを吐いて踏み切りを渡るときは、いつも「右も左も扁桃腺、右も左も扁桃腺」と、遠くの警報の鐘の音に合わせてとなえるのだった。あの薬はルゴールというんだということを、今思い出した。

扁桃腺は、人体に侵入する細胞にとって、第2関門です。第1関門はだ液です。
口腔内の粘膜は、だ液によってうるおされているときはバイキンを受けつけませんが、空気の乾燥が強まると、口腔内膜もつい乾燥しがちになり、防衛力が落ちます。で、次の手として、喉のちょっと奥の左右上方に扁桃腺がひそんでいて、ここでくい止めます。でも、その第2ゲートも、いつ侵されるかわかりません。侵されたら、扁桃腺炎というわけです。
で、対処です。足の内くるぶしをだしてください。とくに左右痛みのひどい側があったら、そちら側の足を選びます。くるぶしの内下縁、すじの通っているところです。コリコリしたひどく痛いところがありますね。そこをしっかり親指で押えて、20~30分がんばります。そしてゆっくりと水を1杯飲みます。多少のたすけにはなります。お試しください。

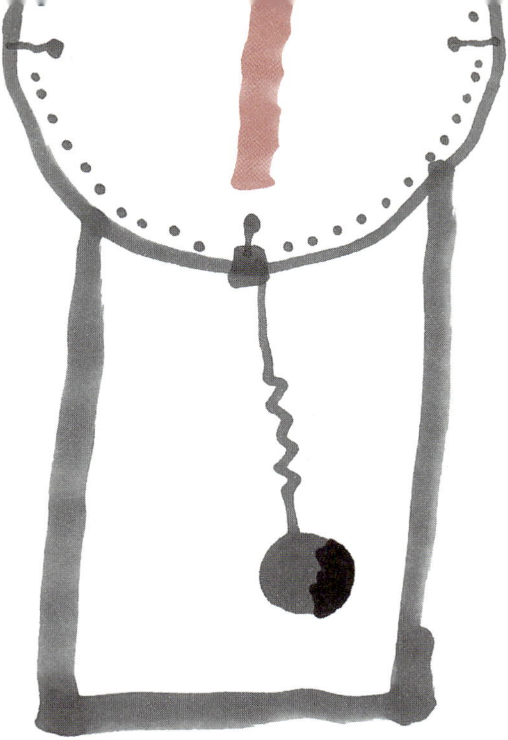

脈が乱れる

目が覚めたら、苦しかった。いや、苦しくて目が覚めたのかもしれない。そこのところは、よくは憶えていない。時計を見たのを憶えている。まだ1時間もたっていない。ほんの少ししか眠っていない。飛行機に乗り込んで、最初のお茶のサーヴィスも断って、そのかわりに毛布をたのんで、そのまま眠り込んだ。なにしろ疲れていた。とても感じの悪い疲労感があった。なにしろ眠ったほうがいいと思ったのだ。でも結果、深い眠りにはならなくて覚めたわけだが、なにしろ苦しかった。息苦しいのだ。胸が苦しいのだ。で、脈が気になった。喉の脇に指を当てた。手首にも当てた。ないのだ。脈がない。いや、ある。あるにはあるが、なんだこの脈は、どうしたんだ、メチャクチャな打ち方だ。ドクッとひとつ打って、しばらくない。その間が、ひどく胸が詰まる。ウッとなったところで、今度はトットットッと、引きつったように弱く打つ。そしてしばらく間があって、胸が詰まって、ドクッとくる。ドクッ、ドクッと続くこともある。間が短いことも、やや長いこともある。弱々しい痙攣《けいれん》のようなのが、とぎれとぎれ続いたりもする。このまま止まるのかもしれないとちょっと思う。このまま死ぬんだろうかとも思う。スチュワーデスさんを呼ぼうかと思う。呼んでも始まらないとも思う。我慢しよう。そのうち整うかもしれない。我慢しきれるだろうか。もっとひどくなるかもしれない。

そしてなんだか不思議な順番だけれども、少しずつ怖くなってきて、かなり恐ろしい気分になってきて、ドキドキしはじめたのだ。で、このドキドキもやはり同じ心臓の動き、つまり脈の動きというわけだ。ドクッ、トットットッ、ドク……ドクッ……トトトッ、に恐怖のドキドキ、ドキドキが重なったのだ。それこそ死の恐怖が全身を包んだあたりで、心臓はかなり素直にドキドキと早くそれなりに規則正しく動き、脈の乱れはそれに吸収されたように整っていった。そしてそのドキドキがだんだん治まってゆくと、少し感じのいい疲労感が甦《よみがえ》って、ぼくはまた少し眠った。そのフライト中にそのくり返しが２度ほどあって、後日再び、違う状況で２、３度あって、さすがのぼくもこれはなんとかしなくてはと真剣に思い、それこそいろいろあって、そのうち漸《ようや》く体についての興味を持ち始めるわけである。まずはじめに乱れありき、というところだ。

脈のみなもとは心臓です。コンスタントに、個人のペースで血を送りだしてくれます。自律神経の働きで、本人ががんばらなくても、トットットットットッと作業しつづけてくれます。でも、脈は時計のように規則正しく動いているわけではありません。1日のうちでも、満ち潮、引き潮などに影響を受けて、時間によって打つ速さは変わります。また、その人の気持ちを反映してドキドキ、ハラハラ、ワクワクと心拍数も変わります。
そもそも、脈なんて乱れるものなんです。乱れないように、なんて思ったら、もっと乱れます。いろいろな状況下において、脈のリズムが変化することを知って楽しんでゆくと、ちょっとカラオケも上手くなるかもしれません。

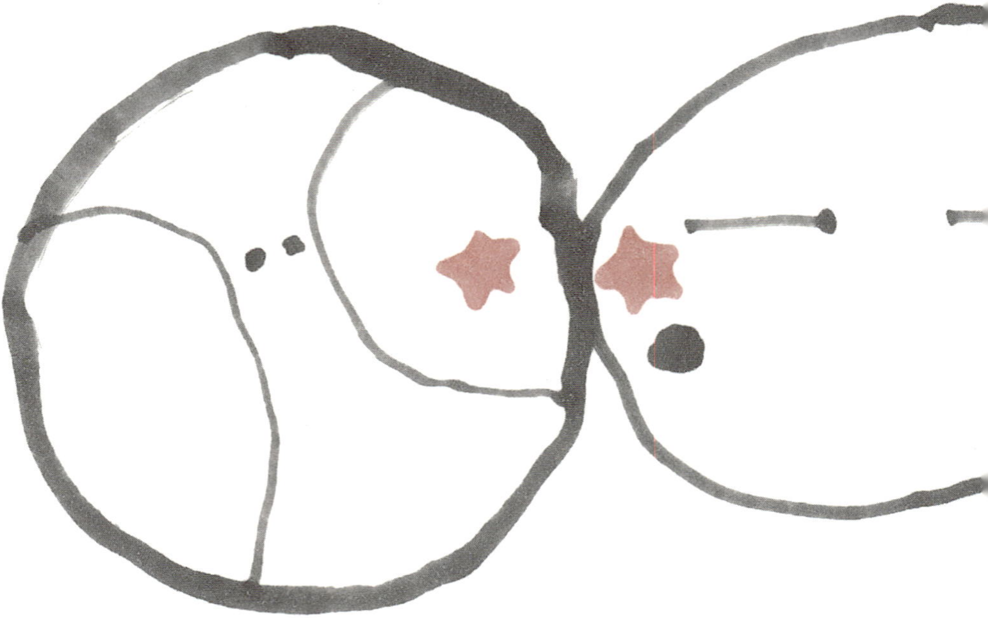

打撲する

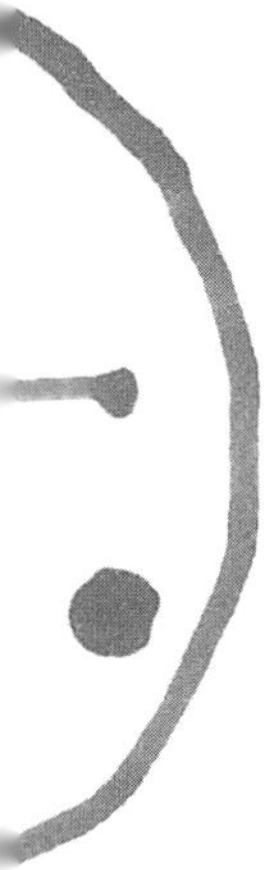

カーンと快音を残して前へ飛んでゆくべき球が、なんのはずみか真下に飛んで打者の足を直撃、野球でよくあるシーンだ。いわゆる「自打球を足に当てました」というやつである。で、その結果としての打撲は、自打球打撲、略して自打撲ということ。
飛んでゆくべく飛んでいって、たとえばピッチャーに直撃、「あ、ピッチャーの足を直撃、なんとか拾って１塁に投げました。アウト、ファイト溢れるプレーです!!　あ、投手、そのまま倒れました、だいじょうぶでしょうか……!」というような現象の結果としての打撲、これはいわゆる打撲、あえていえば他打球打撲の他打撲ということになるわけ。
ぼくの打撲歴をかえりみると、圧倒的に自打撲である。つまりなにかやろうとしてやりそこなって、その結果イテエッというやつ。柵を跳び超えるつもりが、ちょっと足元が狂って、脛《すね》をイヤというほどぶつける。ま、このぐらいは大丈夫だろうと5、6個まとめて持ち上げたブロックのひとつが、なぜかズリ落ちて足の甲の上。ここいちばんのグランド・スマッシュ、バシッと決めたか決めないか、勢い余ったラケットが膝をヒット。タンタンタンと粋な気分で打ちこむべき釘、金槌がなにを思ったか、釘を押えている指を叩く、などなど、それこそ自打撲の数々、馬鹿々々しいやら情けないやら痛いやらで、ほんとうにまいってしまう打撲の人生だ。そして自打撲はどうやら他打撲より快復に時間がかかるというのがぼくの経験からくる分析である。恥ずかしい分だけ、長く尾を引くのである。

ここでは、子どもが頭を強く打撲したときの、緊急度を判断する方法をお教えしましょう。
まずは、あおむけに寝かせて、おなかをさわります。子どもの呼吸のペースに合わせて、そっとやさしくさわります。いつもと違って、おなかがパンとこわばり、船底状に引っ込んでしまっていたら、脳にまで衝撃が達している緊急事態。そのまま安静にして、救急車を呼びましょう。血がでたり、こぶができていても、逆におなかがふんわりとやわらかなら、まずは脳にまで衝撃がないと見てよいでしょう。
後頭部のみならず、鞭打ちや他の場所の打撲も同じです。脳の衝撃はおなかにでます。こんなときのためにも、ふだんから、お母さんは子どものおなかをさわって、どれくらいの柔軟性があるかを知っておくといいでしょう。

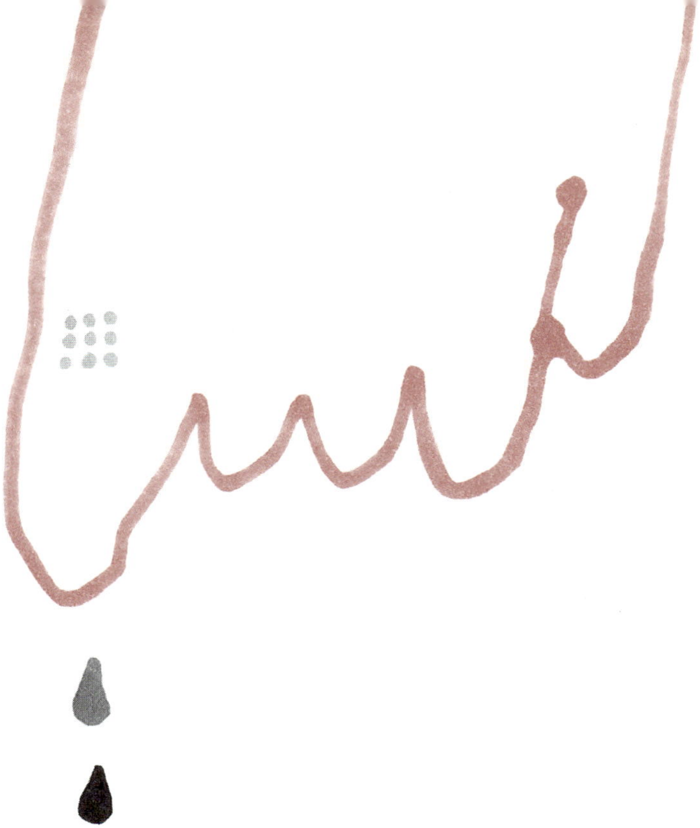

指を切る

食堂のアルバイトでキャベツを山ほど切らされたことがあった。 キャベツの千切り、あのトンカツやコロッケやなにかの脇に盛りつけるやつ、それを作るのにキャベツを10個以上も切らされた。
ま、皿洗いや客のサーヴィスなどよりは、なんとなくクリエイティブな仕事だし、なにしろ包丁を握るのだから、板前さんに限りなく近いし、それにだいいち、なぜかぼく、千切りが上手なんで、家でもキャンプでもほめられた経験があって、決していやな仕事ではなかった。
はじめのうちはいつものように、キャベツの葉を１枚１枚はがして、芯のところを削いで平らにしてから６、７枚重ね合わせて千切りしていたのだけれど、町の食堂はそんな丁寧なことをやっていられるところではなくて、なにしろ大きな丸のままのキャベツを10数個やっつけなくてはいけないのだから、２、３個目からはまず半分にぶった切ったところで端から千切りしてゆくことにした。 芯のところが千切りの質低下にはなるけれど、そこは薄さでクリアして、なんとか標準より少し上のものを切り続けていたわけだ。 前半はかなり快調であった。
けれどぼくには生まれつき飽きっぽいという性質があり、それになにはともかく夜のアルバイト、翌日の分を作っておく深夜の仕事であるから、だんだん嫌気と眠気がでてきた。それで、6個目か7個目を、もうほとんど千切りマシーンという感覚でやっていたあたりで、ぼくはちょっと眠ったようであった。
ハッとしてまた気を取り直して刻みはじめたところで、なぜか、キャベツが赤キャベツになっているのに気づいた。 おおっ、キャベツの半分を押えている指の背を千切りしているではないか、赤キャベツは血まみれキャベツなんじゃないか、まいったなあということであった。それで血キャベツは水洗いして元キャベツにして、なんとか収めたのだけれど、後になって削れたぼくの指の皮はどうなったんだろうかと、ちょっと気になった。
誰か喰ったな、たぶん。

ぼくの知る範囲では、切り傷の大小にかかわらず出血の量が違うという事実があります。事故でも他人に傷つけられたときには大量に出血したり、自分の失敗を隠したいときにはちょっとの出血になったりといったコントロールがあるようです。
人を巻きこめる症状のひとつが大量出血です。演出効果があるので、男女関係には多いようです。なぜ傷が小さいのに出血が多いかというと、切った状況が興奮状態のときは心拍数が上がり、血圧が上がっているからです。心理的にかなりエネルギーが溜まっているときも出方が違います。切り傷における出血の量は、心理的な影響があるようです。いずれにしても大量の血がでたあとは、自分の体がどこかスッキリした状態になっているのに気づきます。

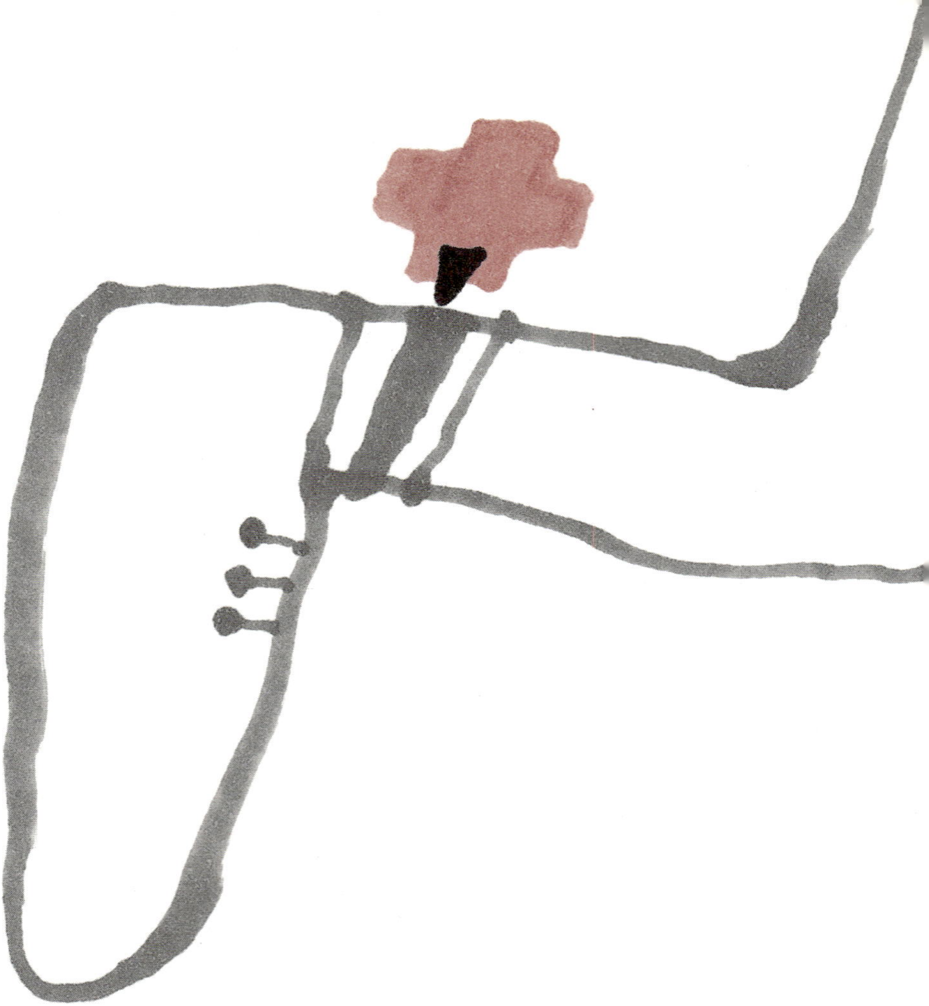

アキレス腱を切る

その男、もうちょっと冷静になって、もうちょっとそのまま我慢していたら、その試合には勝てたのに。惜しいことをした。
市民テニス大会の３回戦か４回戦、その男のペア、かなり気合いが入っていて、こちらもそれなりの気合いで臨んではいたのだけれどどうもうまくない。やることなすこと、なんとなくチグハグで、だからだんだん相手方のペースになってきて、ハッと気がつけば1-5。６ゲーム先取のルールだからもう後がない。で、崖っぷちのこちらのサーヴィス・ゲーム。ぼくの相手が気合いを入れ直してサーヴする。しかしこの男、気合いを入れると結果散漫になるという特異体質であるから、それでなくても決まりの悪かったサーヴが、ここにきてさらに決まらない。
ダブル・フォールトが２本続いて、たぶん次もダメだねと腹をくくっていたら、突然素直なセカンド・サーヴが入って、ここは敵ののぞむところ、思いっきり気持ちよくぼくの左サイドを抜かれて、0-40。うーん、こりゃもうダメだね。回復不能なところまできた。ま、次の大会にかけよう、なんてぼんやり考えていたら、どこかで変な音がした。
テニス・コートではあまり馴染みのない不思議な響きを持った音、あえて表記すれば、ボッという感じ。ちょっと遅れて、敵のひとりが激しく顔を歪めて倒れこんだ。ネットを跳びこして駆けよる。人が集まる。物知りが「アキレス腱だ」という。おお、これが噂の「アキレス腱断絶」というやつか。凄い音するんだ。ふくらはぎのあたりまでへっこんじゃうんだ。おお痛そうだ。はじめて見たよ、なんて騒いでいるうちに救急車がきて、彼は病院へ。で、なんだ、やつら怪我によるリタイア、え、おれたちの勝ち、ほんとかよ、という次第であった。座りこんでそのまま、ちょっと堪えていれば、次のダブル・フォールトで勝利したものを。惜しいことしたね。
で、ぼくたち勝ち上がり。次の試合は、とくに事故がなかったので、6-3で負け。

切れたアキレス腱を、まるでトカゲのシッポのように、自力で再生させてしまう術を持った、とんでもない連中がいます。
その連中のひとりにコツを訊いたところ、「まず、アキレス腱に、オマエ、キレタゾ、と伝えるところから始める。そうすると、切れたところから芽がでて、触手のように相手をさぐりだし、やがてそれがつながって、再生するんだ。えっ、誰でもうまくいくかって? くわしいことは教えられないけどね」だそうです。

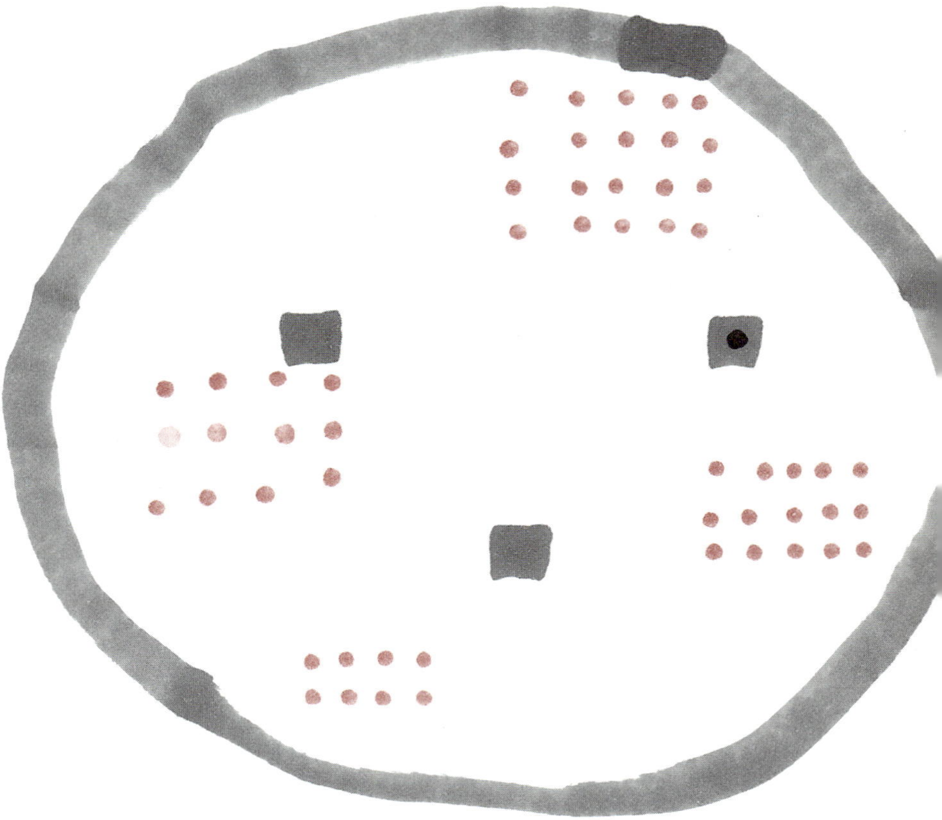

湿疹がでる

出方によっては、かなり可愛いものである。なにしろポチポチ、ブツブツが、あっちこっちにでるのであるから、それこそ笑ってしまうわけだ。そして少し不安になるのが、湿疹というやつだ。
ぼくもはじめは笑った。 なにかとても熱っぽくてだるくって、こりゃ少し変だぞと思いながらベッドサイドの明りをつけたところ、伸ばした腕がなんだか変。よくよく見ると、赤いポチポチがでている。 腕をぐるりとねじると、全体にだ。 手の甲にもでている。 パンツを下げると、下腹にも足にもでている。背中を見る必要はもうない。でているに決まっている。 だんだん恐ろしくなって、洗面所にふらつきながら行って鏡を見ると、予想通り顔面いっぱいにポチポチ。 頭の中も耳も首も、そしてどうやら、背中もだ。 つまり、全身である。 足の裏にも、おちんちんにもでているではないか。
病院に電話した。どうやら風疹というやつらしい。 30代後半にしては珍しいということだった。 ガキの病気だなともいわれた。 余計なお世話だ。 死ぬかと聞いたら、死にはしないけど、早目に病院にこいといわれた。でもぼくはカッコ悪いので、そのまま3日寝ていた。 全身ポチポチのまんま寝ていた。ちょっと無理しておもしろがって寝ていた。

外的要因による風疹はさておき、ここでは内的要因による、アトピー性皮膚炎の話に触れてみます。
体液が後から後からしみだして、慢性的に皮膚炎を起こし続けるような状態です。ステロイドホルモン軟膏をつけると一時的によくなるけど、またすぐでてきて、だんだん拡がってしまうそうで、けっこう恐れられています。そこでいっそのこと、過剰な新陳代謝をくり返す皮下の体液の動きを、より活性化してみましょう。
そうです。発汗です。汗で皮膚を洗うのです。これは腰湯にかぎります（P.141参照）。汚れた皮下の体液を流しだして、皮下までの水分補給ルートを確保しつつ、充分な発汗を始めるのです。ちょっと辛いけど、なにかをして遊びながら、できるだけ毎日やってみてください。よく汗がでたら、水をコップ1杯飲んでください。とくに秋口、春先の季節の変わり目に、しっかり実行してください。汗の成分には、鼻水と同じような特筆すべき性能がありそうです。

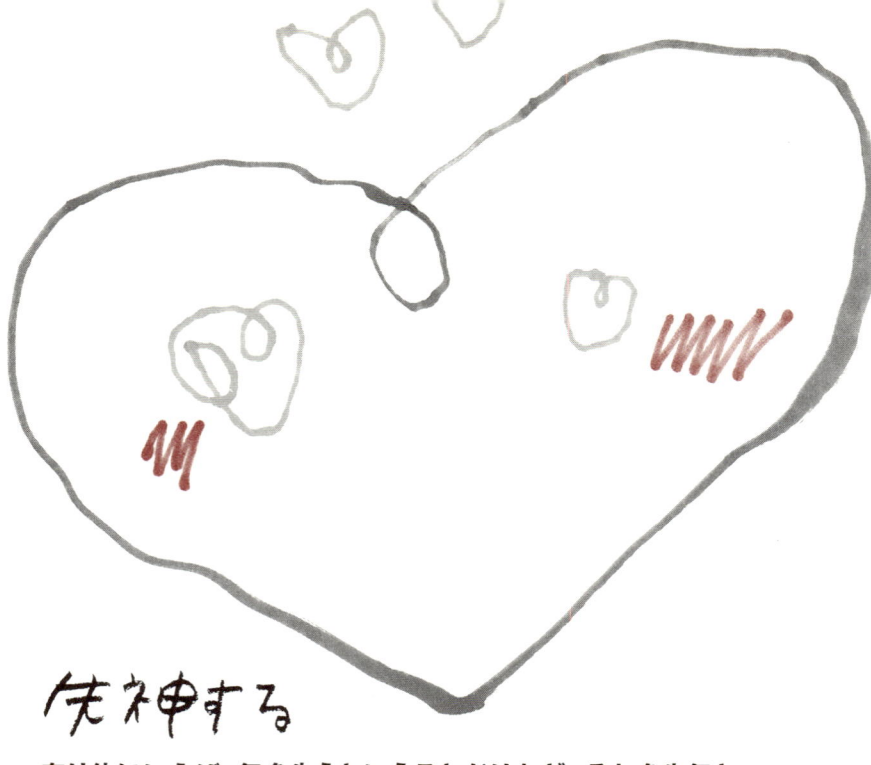

失神する

有り体にいえば、気を失うということだけれど、それを失気と呼ばず失神というところにこの現象の質があるような気がする。神が失われるのである。神が現れるのならば、この世かあの世のどちらかに違いないのだけれど、神が失われては、そのどちらにもしようがない。失われてるわりには収まりがわるい。中途半端、どっちつかず、それでいて救いようがない。救うべき神さんは失われているのだ。昔の人はほんとうにおもしろい言葉をさがしだすものだ。

ボクシングの真似ごとをしていて、相手のアッパーカットがもろにあごに入った。ぼくは神を失った。日ごろ、神さんが身近にいたわけではないけれど、苦しいときの神だのみの神さんでさえ失われた状態、つまり苦しくない、痛くない、なんだかわからない、知らない、憶えない、そしてふっと気がつく。 神さんが現れる。 どうやらこの世だ。 なぜなら少し頭が痛い。どこかに打ち身の痛さもある。 オイ、ダイジョウブカヨ……などという声が遠くで聞こえる。 とてもあの世という新鮮さがない。
山岳部の夏季特訓、南アルプス縦走の3日目、いちばんチビで体力不足のぼくが、最初に失神した。 神さんが失われてゆく気配は、前日の午後すでにあった。 当日は行軍開始の時点から、半分神さんは失われていて、なんとかすがっていた残り半分の神さんが、昼近くにいなくなった。 気が遠くなるほどの、深い青空だった。 いや、空の青さ以前に、気が遠くなっていたのだ。 かなり幸せな気分であった。 すべてが解き放たれたという表現がいちばんふさわしい。 神さんが失われると解き放たれるのか。 ま、そこのところは正気に戻ってからゆっくりと考えることにして、とりあえずそのときは、10分ほど後に我に返った。 我に返ってから、10分ほど失神していたことを知ったというわけだ。 そしてぼくが倒れたとたん、ぼくレベルの仲間が次々と3人倒れたということも知った。 彼らのふたりはまだ寝てた。
で、そのことはややトラブルであるから、先輩の責任問題という心配もあって、その後はややゆるやかな行軍となったので、ぼくはそれからの2日間、神さんを失うことはなかった。つまり神とともにいたということになる。で、解き放たれなかったわけだ。なんか変な具合だ。

じつは私たちは、毎日失神しています。それは、睡眠に入るときです。
つねに刻々と確認し、認識し、反応している意識が、ふっと離れてしまう、うすらいで消えてしまう……そういった失神状態は、たぶん、毎日寝つくときにしていることと、ぼくはあまり変わらないような気がします。充分体を使った日は、いつしか気がつかないうちに寝てしまい、翌朝起きたときひじょうに気持ちがいい。失神するように寝つく、これは健康の基本かもしれません。その日余すところなくエネルギーを使い果たし、失神するように寝てしまう。なにも思いわずらうところがない、スッキリした気持ちで。失神というものを考えるとき、こうした「意識のうすらぎと体の解放」という気持ちよい風景が見えます。

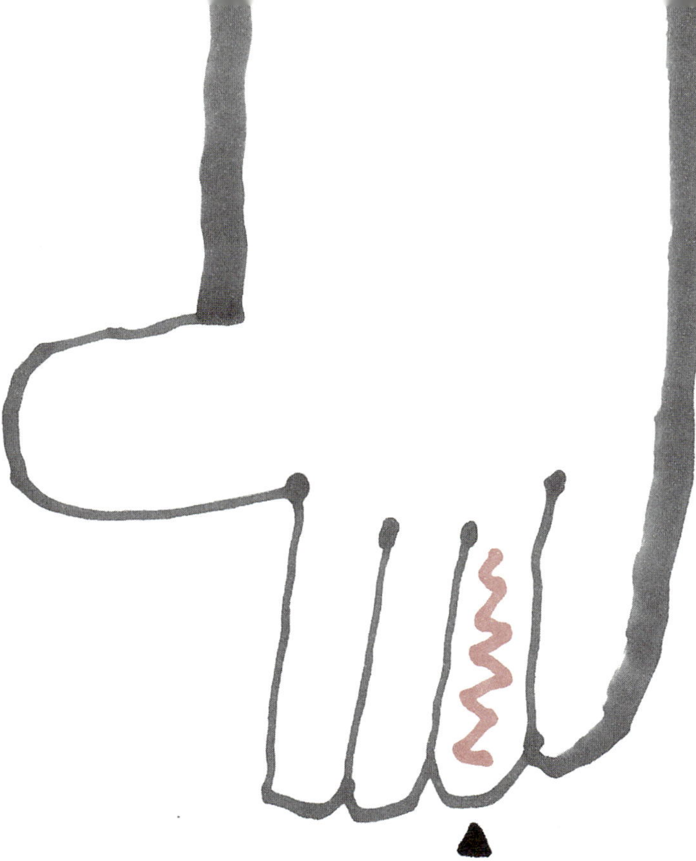

突き指をする

わけのわからない連中が集まっての野球大会。かつてほんとうの野球をやっていたやつが３分の１、野球の真似っこをしていたやつが３分の１、ごまかしのやつが残りの３分の１、といったメンバー。 それでも打ったり走ったり、空振りしたりトンネルしたり、いわゆる和気あいあいとそれなりに楽しいものだ。
でも、そこはせこい大人ではあるから、なんとかいいながらも、けっこう勝ち負けにこだわっているのであって、試合も後半、やや勝負を意識しはじめたころの敵の攻撃、4球ででたランナーが次打者のサードゴロで2塁に走った。 わがチームの3塁手は、ほんとうの野球をかなりほんとうにやっていた、いや今もけっこうやっている男、そら6、4、3のダブルプレーだとゴロをさばいて2塁へ送球する。 ほんとうの球でだ。 あわてて2塁ベースへ駆け込んで捕球体勢に入ったのは、ごまかし野球の代表、野球といえばタイガースさ、なんていってるやつ、つまりぼく。でもここでダブルプレー決めたら一生の想い出だよね、語り草だよね、カッコいいよね、息子も見てるし、なんて複雑な思いで、ほんとうの送球をハッシと受けたのはグラブじゃなくて右手の指。 突き指した。 後逸した。 いわゆるエラーなのであった。
3日後あたり、久しぶりに絵でも描こうかしらと思ったら、右手の中指、薬指のつけ根あたりの腫れが、まだひいてないことに気づいた。 ぼくはなにしろ、いちおうほんとうの絵描きなんだから、指には充分気をつけなくてはいけないなあと深く思った。でも、なにしろほんとうの絵描きなんだから、気合いを入れて描いたわけだが、その絵がなかなかいいんだ。さすがだ。

突き指してしまうのは、それ以前に、腕全体の反射能力がにぶっていたからだと考えます。手を使ってある種の作業をずっと続けていると、どちらかの手首が硬くなってきます。2本の前腕骨(尺骨《しゃっこつ》、橈骨《とうこつ》)と、手首より先の豆状骨《とうじょうこつ》がつながりあって、手首を作っているわけですが、その骨同士が開いてしまう。骨間が拡がってしまうのです。
肩が凝る人や、首や背中が痛かったり、重たい人は、手首の周囲をメジャーで計ってみてください。太いほうがあったら、そちら側が突き指の予備軍です。毎日、朝夜、水をはらうようにして、2、3分よく振っておくとよいでしょう。数日中にはしまってきます。むだな突き指を避けるための予防です。

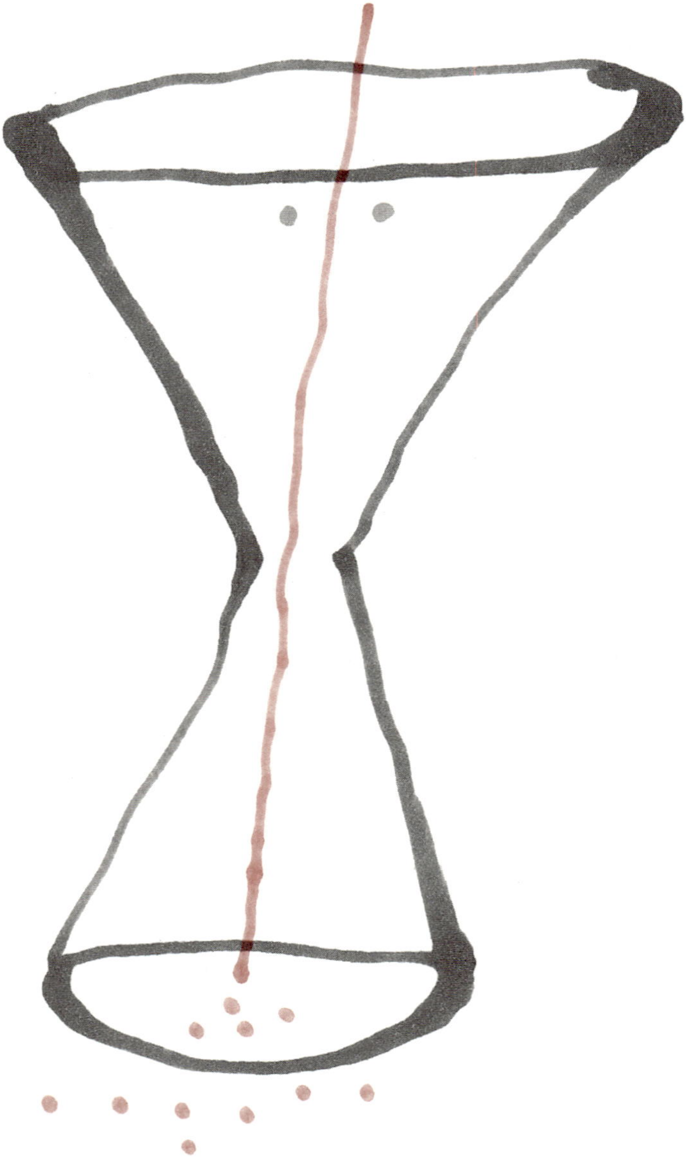

下痢をする

なにしろ「ゲリ」という音が素敵だ。
ゲリラに通じる響きが、なかなかのものである。 つまり、遊撃戦の小部隊、おなかの中のゲリラ戦。 その戦線としての下痢。 うーん、なんだかわかったようなわかんないような具合だけれど、とにかくゲリという音がとても好きである。 とはいえ実際の下痢は、その規模の大小にかかわらず、かなりしんどいものである。 わーい、ゲリラ戦だなどと楽しんでいられる状態では決してない。
わりあい重要な会議にでなくてはいけない日に、ぼくはあいにくかなり激しい下痢だった。 会議の途中で何度も中座して、出席の皆様に多大のご迷惑をおかけしたのだ。 中座しないでいると、もっと次元の違うご迷惑をおかけすることになるので、仕方ないのであった。 下痢はたしかにおなかのトラブルではあるけれど、たぶんに気の疲れる現象である。
あまり衛生状態がよくない国にいたころ、まわりの人から下痢には充分気をつけなさいとよくいわれていた。そして白い下痢がでたらおしまいだなどとおどかされ、ちょっと下痢気味のときは、その度ごと緊張したわけだ。いずれにしてもこのゲリラ部隊、敵か味方かよくわからないところが辛いところだ。

不衛生状態からくる下痢以外に、水分代謝上の都合による下痢があります。たとえば秋口に多いのが、このタイプです。夏の暑さで疲れた腎臓は、ちょっぴり涼しくなると、自己調整を始めます。一時的に水分処理をするのです。排水経路としての腎臓は休息して、大腸から水分を一気におつうじといっしょにすてる、そんなタイプの下痢があります。その間、腎臓組織はきっちり修理をすませます。なかなかの連系プレーです。こうした秋口の水分調整の下痢は、すぐ止まります。回数も1日数回ですみます。2〜3日様子を見ましょう。でも、おいそぎの方には、脚湯《きゃくとう》といったよい方法があります（P.147参照）。脚湯で充分汗を流したら、ふつうに入浴します。その後はっきりした水気の多い下痢がでるか、たくさんのおしっこがでるかで終ります。

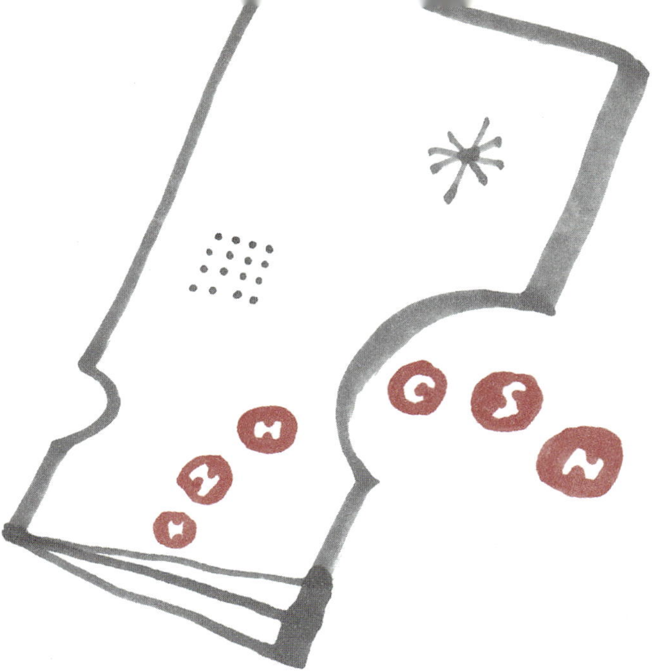

くしゃみがでる

大鍋にカレーをいっぱい作って、炊事場から木陰のテーブルにはこんでゆく途中、突然くしゃみがでて、火傷したことがある。キャンプでのことだ。
カレーの粉なのか花粉かなにかなのか、あるいは寝冷えでもして風邪気味だったからなのか、なにはともかく鼻の奥がムズムズッとして、お決まりコースのステップ2、喉のあたりがハッハッハッとなったあたりで、大鍋を下に置こうか、いや泥の上はいくらキャンプでもよくない、ちょっと我慢すればテーブルまで行けそうだ、いや、我慢できそうにない、どうしよう、なんてことを0.7秒ぐらいの間に考えめぐらして、あえなく結論がでなくて、ハックションーンとなった。 なったとたんに体がゆれて、ついでに大鍋もゆれて、アツアツのカレーが鍋から飛びだして足にかかったというわけだ。 足がびっくりしたからもう一度体が大きくゆれて、カレーが再度飛び散ったようだった。大鍋の半分がなくなった。 そのかわりに少々なにかが加わったようであったが、それはあまり気にせずに、水と小麦粉を加えてなんとか量は回復させた。 なにはともあれキャンプだよ。深いことはおたがい考えないようにしよう。

そういえば、高速運転中にくしゃみに襲われて、かなりぞっとした憶えもある。日本画の大先生の助手をしていて、数十万円分の金箔をくしゃみで吹き飛ばしてしまったやつの話を聞いたこともある。くしゃみという現象は、かなり劇的な展開をするものだ。 そのアクション自体、かなり劇的だし、それゆえに二次的現象がなかなか予想しにくい。で、さらにくしゃみの劇的なところは、そんな派手なアクションを促した目的というものが、いまひとつはっきりしないところだ。 それこそなんの役に立ったのかよくわからないというところがくしゃみをし終った後の、なんともいえぬ空しさの理由なんだろう。

思いっ切りがよいくしゃみは１回で効きます。体によいのです。体温（皮膚温）の急速な変化、平熱の維持がむずかしくなったとき、「はくしょん」となります。そして、さざ波が皮膚の表面を伝わっていくような感じで治まります。これはどうやら皮膚の感受性に関係があるようです。

皮膚に対しての外的環境の急変に皮膚としては、ふるえて体温を上げたり、発汗で下げたり、平均的体温の維持のコントロールをしているわけですが、その調節を管理する中枢のサーモスタット機能が、やはり微妙に狂ったりするようなのです。くしゃみの瞬間的な働きの刺激は、頸部《けいぶ》の緊張をゆるめます。そして同時に全身の皮膚が一瞬びっくりして、じわっと汗ばんだり、ほんのちょっとあたたかくなったりします。こうしてサーモスタットの狂いを調節しているのです。

ですからくしゃみが風邪のひきはじめというのもうなずけます。調整のはじめということで。こんなとき足湯がおすすめです（P.143参照）。首すじや、顔、頭からちょっと冷たい汗がでると一段落です。くしゃみが数発で終らず、足先の冷たいとき、お試しください。

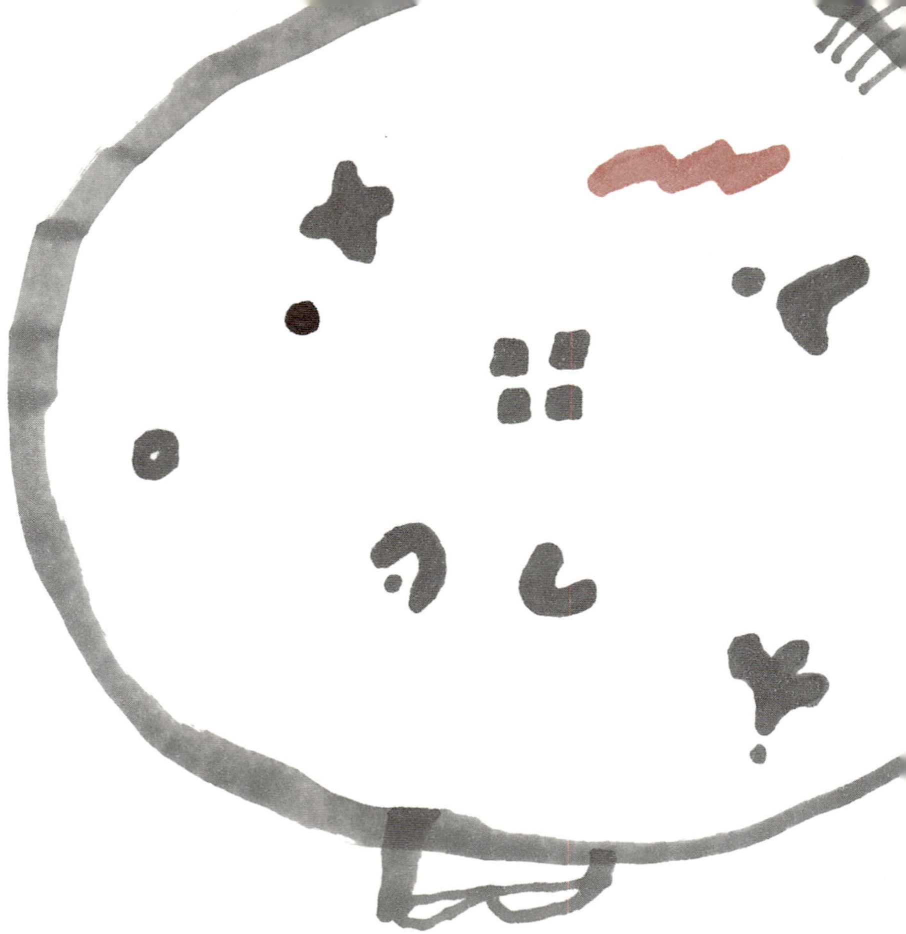

微熱がでる

ある作家が考案した仕掛け物を、設計し制作する仕事を引き受けて、臨時の作業場で手伝い数人と作業に没頭していた。それはつまりその作家の展覧会用の作品であるから、制作完了期日がはっきりと決まっているかなりハードな作業なのであって、加えてその制作のすべての責任はぼくひとりにあるので、ぼくとしてはいつもよりやや緊張し、また張り切っていた。期間はジャスト２週間、14日間である。

はじめの１週間はあっという間に過ぎて、全体の７割あたりの作業が進んだ。 順調すぎる程順調。 そして後の３割を残して第２週目に入ったあたりで、少しぼくの調子が変わった。作業場での泊まり込みでの仮眠状態のような日が１週間続いたのだから、ま、疲れがでたということなのだろうが、いわゆる疲れとはちょっと違う。合宿とか旅行とかバカ騒ぎとかで、5日や6日あんまり寝ていないなんていう状態、それまでも何度も経験しているわけであるから、そのための疲労感もそれなりになれていてわかっていたから、それとは明らかに違う変な調子になっていることに、ぼくは気づいていた。
とにかく熱っぽいのだ。頭がちょっと重いのだ。でもそれは風邪のひきはじめのときの熱とか、ときどきある頭痛とかとは、どこか少し違っていた。ほんの微かなのだ。ほんの微かなのだけれど、かなり確実なのだ。頭の芯のところが微かに熱を帯びている、その熱がゆっくりと体全体に伝わって、すべてをぼんやりさせている、そんな状態だ。作業が少し遅いような気がする。判断がなかなかつきにくいような焦りがある。仕上がったものがどこか不完全に見えてくる。納期だけが反比例的に迫ってくる気がする。気合を入れるべきときなのだけれど、その元が熱っぽい。だから結局気合が入らぬまま、ただ熱っぽいまま作業がそれなりに進んで、いちおう10割の完成を期日までに終らせられたのは、ただ運がよかったとしかいいようがない。それ以外の評価のしようがない。その制作の善し悪しは、発注主の作家がとくに文句をつけなかったから、ま、よかったんだということにしたわけだ。
ただ、その後半1週間の不安定な不快さは、後のぼくの仕事のやり方の判断基準にはなった。つまり、他人の仕事は引き受けないこと、期日の厳しい仕事は遠慮すること、そして泊まり込みは1週間以内にすること、助手に手間賃を払うとほとんど手元には残らないようなギャラの仕事はしないこと、などという基本的心構えである。

でそびれた熱というのがあります。微熱というやつです。はっきりした発熱のように、体を活性化させません。なにをするにも中途半端な気分です。ちょっと全体ににぶっているのです。外敵（ウイルス）などの侵入にも免疫系が反応しきれず、調子がでないまま、平熱と微熱を数週間にわたってくり返してゆきます。「ちょっとはっきりしてくれ」といいたくなります。
そこで試しに、ちょっと体温を上げてしまうのです。こんなときにも足湯がいちばんです（P.143参照）。2〜3日続けると、いつしか微熱を感じなくなります。足湯の後、利尿がよくなりますが、これは効果のめやすになります。

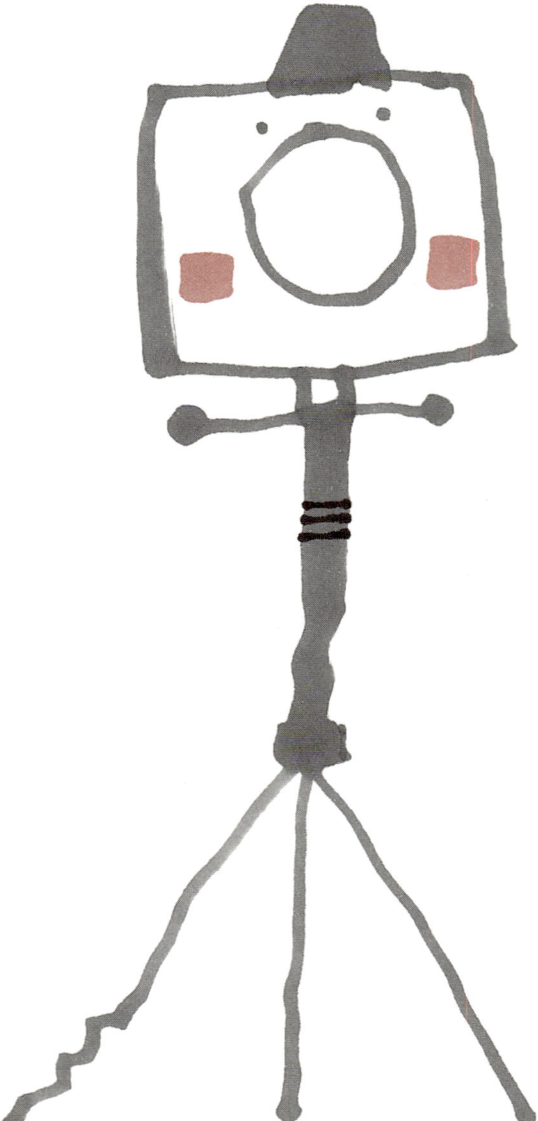

捻挫する

造形作家H君は性格も重たいので、作るものもかなり重たい。展覧会のために作品を搬出するのを手伝うはめになって、往生した。

2mはありそうなレールみたいな鉄骨のあちらこちらに穴があいていて、ピンクのミミズみたいなものがやっぱりあちらこちらについていて、ぜんぜんよくない。すっごく重たい。H君はそれなりに気に入ってる。だからけっこう搬出にも気をつかって、そこのところ気をつけてね、なんていう。ピンクのミミズのところらしい。で、4、5人で例の、セエノッという掛け声をかけて持ち上げた。持ち上げたのはいいのだけれど、なにしろ2m＋ミミズつきなので、出口のところでまずトラブった。こともあろうに、H君の作業場は2階だ。鉄骨の階段つきのプレハブみたいな建物だ。その階段が狭い。出入口も狭い。2mのレールに男が5人、うまくでられない。斜めにしたら、ミミズが引っかかる。それでもなんとかでるにはでた。で、次が階段。お、外はいつの間にか雨。鉄の階段が滑る。運悪くぼくが先頭、つまり階段では下方、決して制作の内容でなく、物理そのものの重たさがもろにのしかかる。おっ、危ない。あっ、そこんところ持たないでくれ、とH君が叫ぶ。持ちやすそうだから把手《とって》がわりにしていたピンクのミミズのところ、いちおう作家の言葉だから尊重して持ち変える。そのとき足が滑って1段落ちた。落ちながらもレールは落とさない。なにしろ芸術だから、命がけ。肩の上でズズッ。ついでにミミズが首のところをギギッ。踏んばった足首がグキッ。捻挫した。

で、H君のミミズの造形作品、タイトルは「捻挫」ではなく、なんとかの記憶みたいなのがついていた。売れたという話は聞いてない。

よく振る、これに限ります。

捻挫は、ぎくりとやる前に、すでにその関節が固くなっていて、体の他の部分のしなやかな動きについてゆけず、たとえばそこだけ凍ってしまっているような状態なのです。きっかけになる理由はそれぞれですが、まず固くなっている。だからやってしまった後でも、まだ固いのです。そこで、よく振るわけです。

イヌ、ネコなどが水気を切るときのような気分で、手や足をパッパッパッと3回くらい振っておきましょう。ちょっと早く治ります。

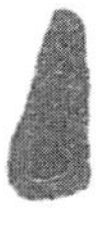

鼻水がでる

極寒の地の人々が、凍傷から顔の肌を守るために、鼻水を顔全体に塗るという話を聞いたとき、とても感動した憶えがある。テレビだったと思う。いっしょに見ていた男が、汚えなあ、というので、汚かねえよ、といった記憶がある。汚いような気もちょっとはしたけれど、汚くないと考えるほうが好ましく思えた。むしろ、汚い汚くないを超えてしまっている。いや、汚い汚くないといった文化をいまだしていない彼らの鼻水のとらえ方、使い方に、少しうらやましい感じを持ったということかもしれない。
たしかに効果があるらしい。鼻水はかなり上等なスキンケアローションになるようだ。いや、なる、ならない以前に、すでに鼻の穴の中のスキンケアをしていたわけであって、その顔面利用というだけのことであったわけだ。そうむずかしい話ではないのだ。で、これは、たとえば風邪ひきのときのぐしゅぐしゅの

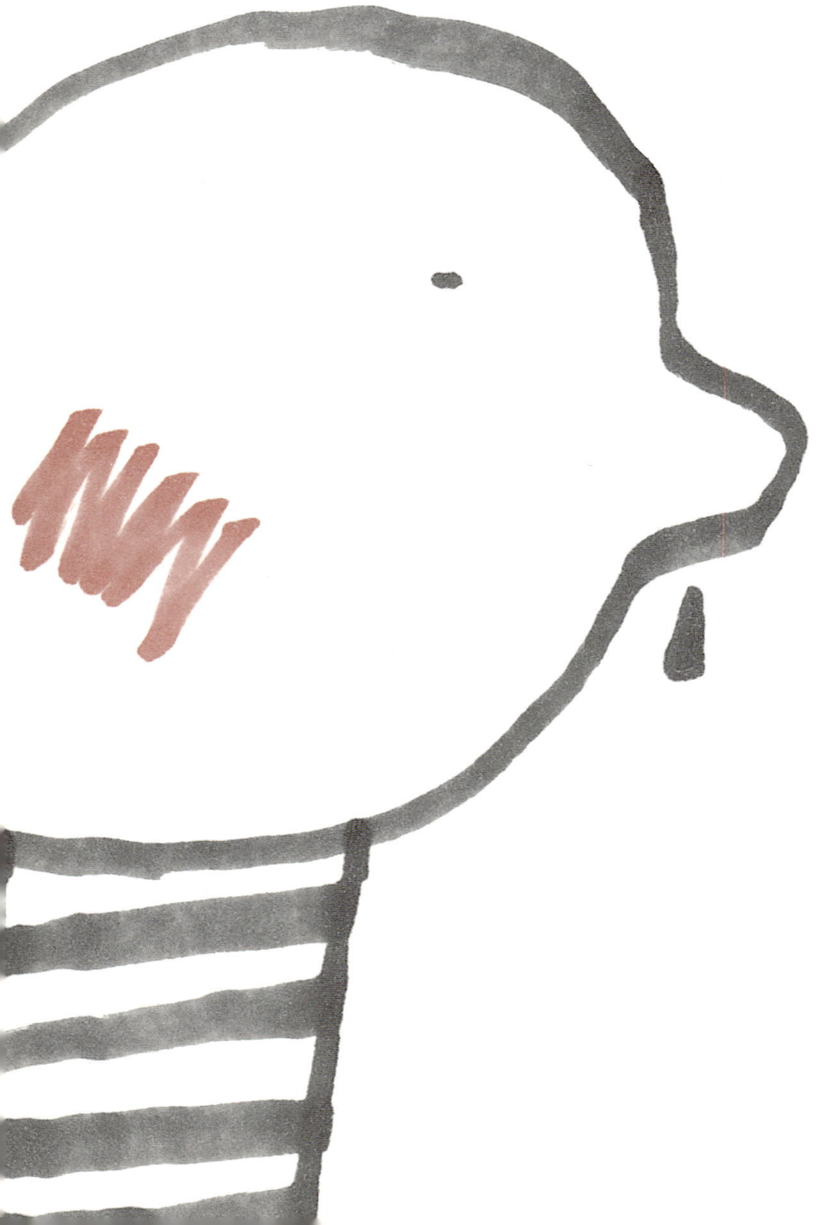

鼻水の見方にもかなり影響して、懸命に鼻の粘膜を守っている立派な役柄としての鼻水に、拍手を送りたくなってしまう。
かの芥川龍之介の詠んだ句に、「水洟《みずはな》や鼻の先だけ暮れ残る」というのがあるが、水洟、つまり鼻水のでている鼻、その先だけ暮れ残るという風景も、この見方で読むなら、かなり豊かな相当に深い句だというべきである。

鼻は肺です。匂いを感じる嗅覚としての機能以外に、呼吸器としての鼻というのがあります。そして口とは違って、鼻は閉じることができません。そこで鼻水です。鼻粘膜を守る以前に、鼻の水気は、肺の内部の湿度を調節しています。
たまに大口をあけたまま居眠りしてしまって、口から喉までカラカラに乾いてしまうことがありますが、かなりあわてます。でも肺の中がそんなことになったらもっと大変です。鼻水は汚えなあ、なんていってる場合ではありません。うるおった粘膜は、ウイルスその他に対して抵抗力がありますが、乾くとすぐにやられます。
体に起こる現象は、辛くかっこ悪いけど、体がやってくれていることは、けっこうかっこいいのです。

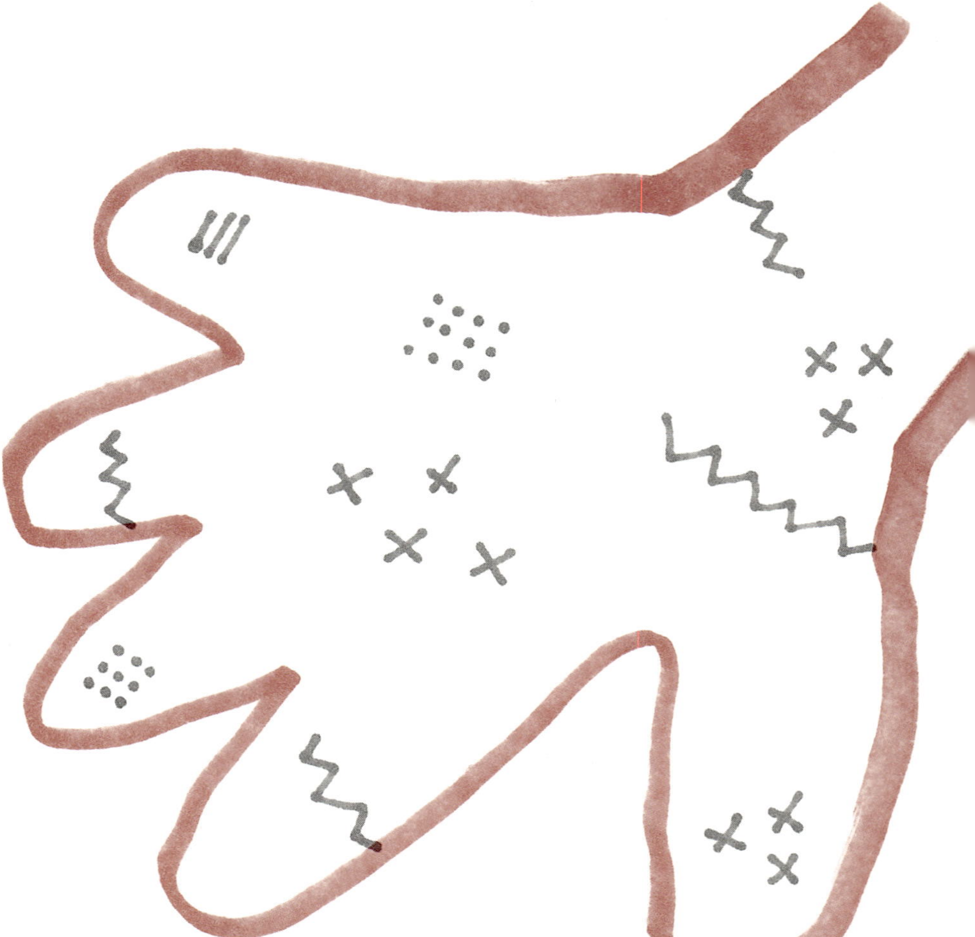

肌が荒れる

昔からの悪友の親戚のおばちゃんがたまたま生花業だったので、ヤツとぼくは突然花屋になった。おばちゃんの店を手伝うんじゃない。ぼくたちだけでやるのだ。「男ならやってみな」調が好きなおばちゃんが、市場からの仕入れはめんどうみてくれることになったので、ぼくたちは軽自動車に花を積んで売り廻る花屋稼業になったのだ。
ぼくはデザイン学校、ヤツは工学部の、ともに夜間部の学生であったから、昼間勝負のこの仕事はけっこう向いていた。そしてさらに、花というものの購買客の主は女性であるから、この点に関しても向いていた。どういうふうに向いていたのかはわからないけれど、ま、鉄クズをおっさんに売りつけるとか、ガキ相手に玩具を売るなんてものよりは、気分がとりあえずいいというようなことである。
だから花売りに関してのちょっとした商売上のテクニックなんていうものも、わりあい早く身についた。たとえば少しサーヴィスをしていい状態、つまりちょっとおまけをするようなときには、「これ、サーヴィスです」なんて堂々とバラ１本を足すよりは、最後の最後、客の帰り際に、いかにも突然というように、それもやや秘密っぽく「これ」なんていって渡すマーガレットかなにかのほうがよほど効果があるということや、立派で華やかでいかにも花を飾りそうな家でも、それが新築なら、とりあえず経済が逼迫《ひっぱく》しているから、そう量は売れない、カスミ草とガーベラ４、５本程度が奥さんに許される出費の限度であるから、新興住宅街で商いするときは、その程度の花束を用意しておくとか、あるいは少し思いつめたような少女の場合は、少女のいう通りに、こちらはなにもいわずに応じたほうが信用されて、次のお買い上げにつながるというようなことを逐次把握していったわけだ。
だから軽自動車の小規模花屋もけっこうな利益が上がって、このままいったら小金を貯めて小さな店でも持って、なんてヴィジョンも湧かないでもなかったのだけれど、それは甘い。なにはともかくも花屋という仕事、文字通りの水商売であって、ひび、あかぎれには音を上げた。ぼくはデザイン、ヤツは機械工学、絵やら図面やらのとりあえずの手作業が本筋なのであるから、両手ヒリヒリ、ガサガサ、あっちこっちバンソウコウではやってゆけない。さりとてゴム手袋は美学が許さない。で、春になって、花すべての単価が下がって、後は薄利多売より他ないというあたりで、ぼくらは解散した。

手足の指先に見られる軽度のあかぎれ、ひびわれはさておき、かかとがひびわれるといった症状は、腰の血行障害によって起こります。かかとがひびわれている女性は、皮膚科ではなく、婦人科に行かれることをおすすめします。
ところでここでは、傷口の治し方をお教えしましょう。傷口ににじんでいる血を、ちょっとしぼって少しだしてから、そこに、漢方薬の材料にもなっている甘草の粉をすり込みます。甘草の粉が、傷口を埋めて、血液とまざって黒っぽくなります。そして、一晩だけテープで止めておくと、比較的早くかさぶたになり治ります。ひびわれ、あかぎれなどにお困りの方はお試しください。

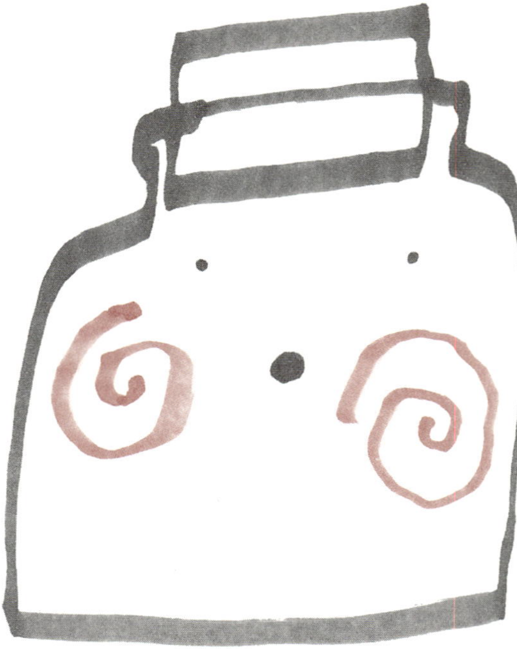

便秘になる

よその国のことだから、あまりいうのも失礼だけれど、ま、昔のことだからいいか、そう、20年は前のこと。今はビルディングの林立する麗々しい街だけれど、その当時の上海、ちょっと街をはずれるともうすぐ村みたいな状態で、そんな村の公共便所、かなり大胆だった。なにしろ仕切りがないのだ。大便所だよ。うんこするのに仕切りがないんだ。

ぺったんこの石の便器が、なんとなく和風の飛び石のように並べてあって、他になにもない。いや、桶がある。柄杓《ひしゃく》が突っ込んである水桶。手動水洗。平べったい石に浅い凹みがあって、どうやらそこへうんこして、水をかけると1段下の共同溝へ落ちるという仕組み。でもなにしろ水の量が少ないから、落ち切らないやつがあっちこっちに残っていて、あまりいい設計とはいい難い。でもそれ以前に、仕切りがないんだ。設計、環境を問う以前の問題だ。おしりをだせば、皆に見られてしまうのだ。見られてしまう以前に、見えているのだ。ぼくが恐る恐る入ったとき、3、4人のおっさんがすでにおしりをだしていたのだ。立ち話、じゃなくて座り話などしながら、けっこう和気あいあいとうんこしているのだ。うんこしながらしゃべっているのだ。煙草なんかくゆらせながら、ちょっといい感じなのだ。ときどきビッとかいうのだ。
で、ぼくはけっこうその環境に負けていたのだけれど、根がどうも負けず嫌いなものなので、なるべく平静を装って、別になんてことないものね、という感じでズボンを下ろして、おしりをだしたわけだ。もちろんかなり便意もあった。あったからその便所に入ったわけだし。でも、でないんだ。なぜかでないんだ。平静を装っている分だけ、肛門とそのちょっと上あたりが緊張しているんだ。3分ばかりがんばって、ぼくは小便だけしてズボンを上げた。小便しにきたんだもん、という顔でそこをでた。
で、恐ろしいことにその夜、宿屋のふつうの囲いのある便所でもでなくなってしまった。ぼくにはめずらしく、2日間ばかり便秘状態に陥ってしまった。で、便秘以上に、たかだか3、4人のおっさんの前でうんこができなかった己の小心さに、ちょっと落ち込んだ。どうせだすなら立派なやつを、と無意識に気張っていた己が情けなかった。

便秘は骨盤の問題としてとらえています。骨盤がねじれている人に便秘が多い。そういう例をよく見ます。
骨盤といえば腰からおしりの中に入ってる骨格のことですが、その中に下腹内臓器（大腸、直腸、膀胱etc.）が入っています。肛門に向かってまっすぐ下に向かっている腸の最終部分の直腸が、どうも直腸というより曲腸と呼んだほうがいいような状態になっている場合が多いようで、うんこがなかなかストンと行かないのです。経験上、骨盤のゆがみをちょっと減らすと、その後数日分一度にでたりするケースが多いので、かなり便秘は骨盤だと思ってしまうぼくなのです。

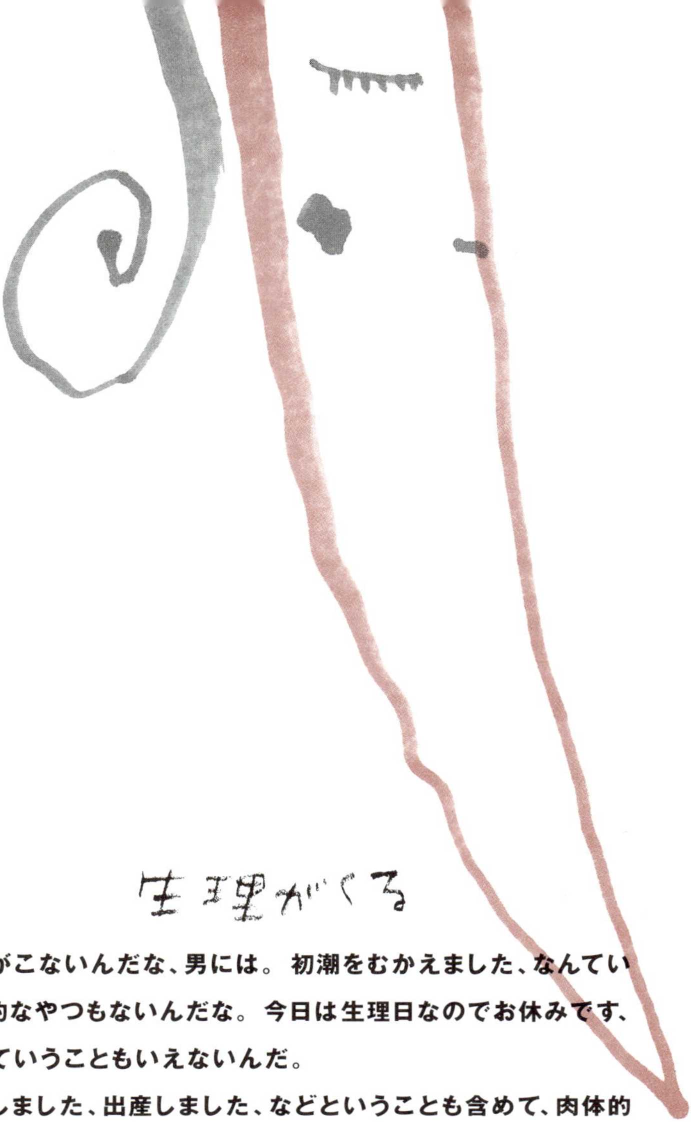

生理がくる

これがこないんだな、男には。初潮をむかえました、なんていう劇的なやつもないんだな。今日は生理日なのでお休みです、なんていうこともいえないんだ。
妊娠しました、出産しました、などということも含めて、肉体的にはっきりとした現象が起こる女性に比べて、男というやつにはまことにはっきりしたものがない。肉体的な変化もそれなりにはあるのだけれど、それといつの間にか声変わりしていたり、気がつくとヒゲが生え始めていたり、勃起するようになったりしていたという具合なのであって、いやめでたい、今日は初勃起の日だ、お赤飯で祝おう、なんてことは生涯あり得ないのだ。今日から男ね、なんてことも抽象的にはでっち上げていえはするけれど、具体性はどうもないのだ。いわゆる生理的な具体性に乏しいのだ。
女性は生理日にペースダウンして休んでいれば、生理休暇なんて言葉があろうがなかろうが生理休暇であるし、妊娠していれば、誰がなんといおうと妊婦さんだし、出産すれば即そのまんまおっかさんというわけだけれど、男はそうはいかない。休むのにもやや抽象的な理由づけが必要だし、一拍おいてやおらおとうさんという立場になったりするわけだ。そのまま即おとうさんとはゆかない。生理的具体性を持ってのおとうさんというものはないのだ。社会的にはどうやら自分の問題であっても、決して肉体生理的には自分の問題ではないということだ。
だから唯一、その社会的という一点で男はガンバることになる。ガンバるより他にない。社会的な実感でなんとか生理的実感を味わおうとするのだ。かなりごくろうさんである。相当お疲れさまである。そして女性は、たとえば歳を経て生理が止まってはっきりとばあさんになるのだけれど、じいさんはこれまたいつのまにかじいさんだ。どこでじいさんになったのか、はっきりとしないまま、気がつくとじいさんなんだ。しまりのない話だ。

生理の時期は、骨盤が開きます。骨盤が開いたり閉じたりする状態は、ひとつの呼吸のようなものです。骨盤だけではなく、すべての骨が開閉しているのです。
人間は多くの好奇心に対して止まれない性があって、やりたいことがあると、体がどれだけ疲れていても動いてしまいます。だから、体の感覚や体の状態を優先させることはふつうはあまりありません。しかし、生理のときは、体中心に動けるときです。ふだんは気づかない体の感覚を取り戻すときです。骨盤優位の状態ということです。こういうときは、体にすべてをゆずってあげてください。骨盤が整然と開いたり閉じたりしているのが、つまり美しい人といえるのではないか、とぼくは思っています。ちなみに、生理は女性だけではなく、男性にもあります。

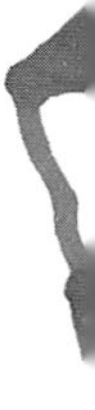

しゃっくりがでる

ときどき、しゃっくりをしながら歩いている犬を見かけることがある。それは大方、雨降りの夕暮れ、濡れながらあてもなく歩いていること自体かなり哀れだが、それ以上にしゃっくりのヒクッ、ヒクッがとても哀れに見える。
子どもが大泣きした後、しばらく残るあのしゃくり上げるような仕草、あれもまたしゃっくりなのだろうか。涙はいちおう止まったけれど、まだ胸のあたりが泣いている、体の中の悲しみは収まっていないといった、あえていえば泣きの余震、もう終ったかなと思ったあたりでまた再びヒクッヒクッときて、その余震がちょっと強かったりすると、また泣きの本震が始まってしまった

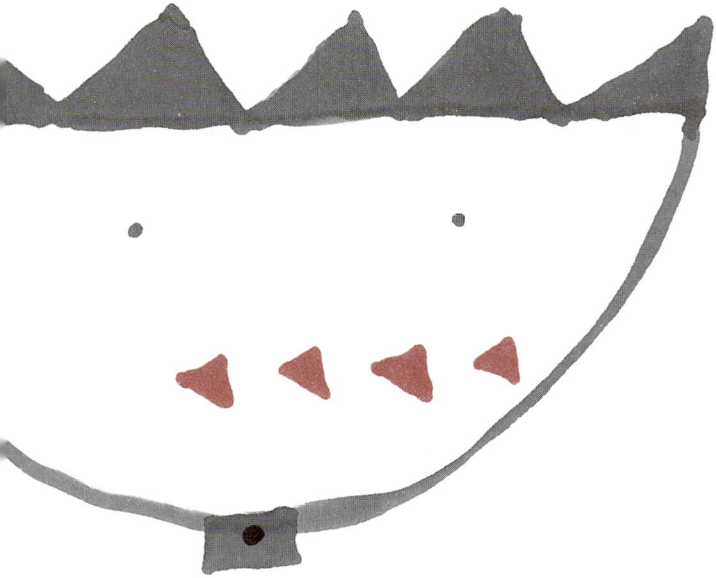

りする、これはほんとうに哀れだ。夕暮れの犬よりはっきりと哀れだ。子どもでもないのに、ぼくはそんな泣き方をしたことが一度ある。
中学のはじめからの特別な親友が、高校をでたての春の終りに交通事故で死んだ。彼は第二志望の私立大学にいちおう入って一月ちょっと過ごして、そこが自分にはふさわしくないこと、学歴のない父親のすすめもあってとりあえず大卒の資格を取ろうと考えたが、それはちょっと違っていたんじゃないかというようなこと、そして下積みから叩き上げた父親の仕事の現場に参加して、今から実践的に生きてゆこうと思うというようなこと

などを、ぼくの部屋で真夜中まで話した。そして入学祝いに父親が買ってくれた当時最高の国産スポーツカー、フェアレディ1500のオープンカーはもう売りにだしてもらっているので、今日はオヤジのだという黒いクラウンで３時ごろ帰っていった。そして１時間以内に、覚醒剤中毒者の運転する６トントラックに潰されて死んだ。
現場に駆けつけて処理を手伝って、葬式から四十九日まで、ご両親のことも気がかりだったこともあったから、ずっと彼の家にいたのだけれど、ぼくは全然泣かなかった。そんなことまったく忘れていた。それが６月。その年の暮れのクリスマスあたりに、誰かにハリー・ジェームス楽団のコンサートチケットを２枚もらって、彼と行こうと思い、電話しようとしてはじめてもの凄く泣いた。明けてしばらくしてまで、ぼくはしゃっくりのようなものをずっとしていた。どんなおまじないをしても、決して止まるはずのないしゃっくりだった。

しゃっくりは横隔膜のしわざです。
横隔膜とは肺の下端あたりで体腔を上下に二分している膜で、読んで字のごとく、体幹を横に隔てる膜です。この膜は肺の下端に張りつき、なんと呼吸機能の中心なのです。肺は自力で呼吸しているのでなく、この横隔膜と肋間筋《ろっかんきん》の伸び縮みによる、肋骨でできている胸腔の拡大縮小によるふたつの機能で、息を出し入れしているのです。ですから心臓なみによく働くわけです。だから疲れたりもするわけです。そして伸び縮み運動に支障がでそうになると、自律調整として横隔膜全体が思いっ切り縮んで、ゆるむのです。ちゃんと伸びるようにするのです。そして体の外ではヒャッヒャッとなるわけです。
体の都合によるしゃっくりは、思いっ切りださせてあげたいものです。横隔膜さんに日ごろの感謝です。「横隔膜感謝デー」です。そしていつしか自然に止まるものですが、止め方もないことはありません。いちおう書いておきます。
うつ伏せに寝かすか、イスにすわって前に伏せるかさせて、みぞおちの真裏のところの背骨の上を、息を吐き切ったときに「トン」と手根部で１発叩いて、その後さすってあげます。そして水をコップ半分飲ませますが、水がないときは、つばを溜めさせて飲みこませます。それでも止まらないときはあきらめましょう。

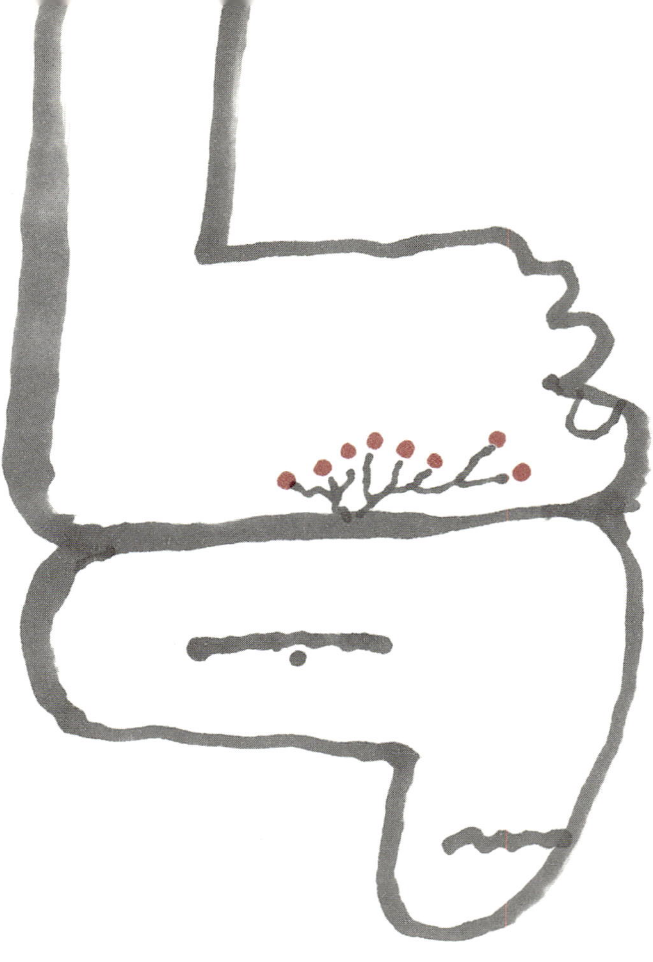

水虫になる

「不屈の水虫菌」とか「不死鳥の水虫菌」なんていうタイトルがついていたかどうかは定かではないが、いやついてはいなかったであろうが、そんなタイトルがいかにもふさわしい水虫菌についての科学映画を見たことがある。 科学映画評論の仕事をちょっとしていたときにどこかの試写室で見た。
なにしろ凄いんだ、水虫菌というやつは。 適当な湿気と温度の条件が整っているとやつらはすくすく育つ。 太い幹(もちろん顕微鏡下でのサイズだけれど)からどんどん枝分かれしながら放射状に伸びてゆく。 鉄道網の限りない発展といった風情でまったくすこやかなのだ。で、環境が悪化すると、つまり湿気がなくなったり温度が下がりすぎたり上がりすぎたりすると、とりあえず成長は止まる。 我に返って冷静に判断するならいい状態、水虫菌阻止、という状況だ。
ところがだ、水虫菌は成長を止めたのであって死んだんじゃない。 成長の止まった枝の先をちょっと膨らませて、その中にエネルギーを蓄えたままじっと待つのだ。状況が好転するまでただひたすら待つのだ。 何年も何年も、それこそ100年も200年もへっちゃららしいぞ。 そして枝の幹が死んでも先っぽの玉は死なないんだと。じっとしているんだと。 待っているんだと。
恐ろしいじゃありませんか。
その映画を見てから、とりあえずぼくは水虫と闘う気は失せて、あえていうなら穏やかな共存共生でゆこうと決めた。そしてそれ以上に、状況、条件が悪いときにはひたすらじっと待つ、

そして好機到来となればすこやかに張り切るというような、水虫菌的処世方針でゆこうと心に誓ったのだった。で、それなのになんで麻雀にこうも負けるのか。

水虫が白癬菌《はくせんきん》だけのせいとは思えませんが、関与しているのはたしかでしょう。そこでちょっと考えてみますと、水虫として白癬菌は人体と共生しているわけですから、生命の世界ではそうめずらしいことではありません。ただ共生関係というのは、ひじょうにシビアでありまして、白癬菌としては、人体の足の指の間の皮膚に生息すること、そしてある種の個体を選ぶ上で、必ず生命存在上のなにかのメリットがあると考えられそうです。そして同様に、人体の側にも白癬菌に住んでもらうメリットがあるのでは、なんて思いをはせてしまいます。そのメリットがいったいどんなものなのか、今のところちょっとわかりませんが、すこしSF的に考えてみるのもおもしろそうです。たとえばもしかすると、人体の余分な栄養を白癬菌が代謝してくれているのかもしれない、などと。

あくびがでる

そう退屈していたわけではなかったはずだ。昔気質の熱心な教師がじっくりと、そのわりには淡々とやる比較文学かなにかの講義などとはわけが違うのだ。田舎の単線鉄道の列車すれ違いのための35分停車なんていうのともまた違うはずなのだ。なにしろ女の子とデートなんだ。まあすっきりとした午後のティー・ルームで差し向かいなんだ。コーヒーも適当に濃く、香り高く、B・G・Mはちょっとトロくてやや辛いけれど、けっこういいムードなんだ。それなのに、あくびがでた。むずかしくいうと、欠伸がでた。けっこう大きくあくびがでた。
それまではかなり軽やかに、わりあい多めにしゃべっていた女の子が、急に無口になった。あくびを見られた。この人にとってわたしの話、いいえ、わたし自身が退屈なんだわ、きっと、と彼女は思ったみたいだった。ぼくはそんなこと、ちっとも思っていないのさ。ほんとさ。退屈どころかあくびがでるほどゆるやかな、あるいは穏やかな気分に包まれているんだぜ。君に退屈してあくびがでたなんてまったくの誤解だよ、ほんとだよ、とかなんとかいわなくてはいけないと思いながら、またあくびがでた。今度は半分止めた。
ち、違うよ。ちょっと寝不足なのかもしれない。いや、ここ、すこし空気が悪いんじゃないのかな。コーヒー、みかけより薄いし。 退屈とあくびはそう関係ないと思うよ。ぜんぜん関係ないよ、とかなんとか再びいわねばならないな、とちょっと焦ったところで、またでた。いや、でそうになって今度は止めた。むずかしく表現すれば、欠伸を嚙み殺した。かなり迫力のある表現を持って、なにはともかくあくびを止めた。で、ちょっと気持ち悪くなった。なんとなくおもしろくなくなった。
女の子はずっと無口だ。そして次々に襲ってくるあくびの気配が、おい、素直になれよ、お前、はっきり退屈してるということを認めろよ、ほかに理由ないだろうが、どう考えても、などとささやくのだった。いやあ、退屈なんて決してしてないと思うんだけどなあ、うん、あえていわせてもらえば、ちょっと刺激が足りないのね、この女、なんて考えたところで大きなあくびがでた。今度は止まらなかった。

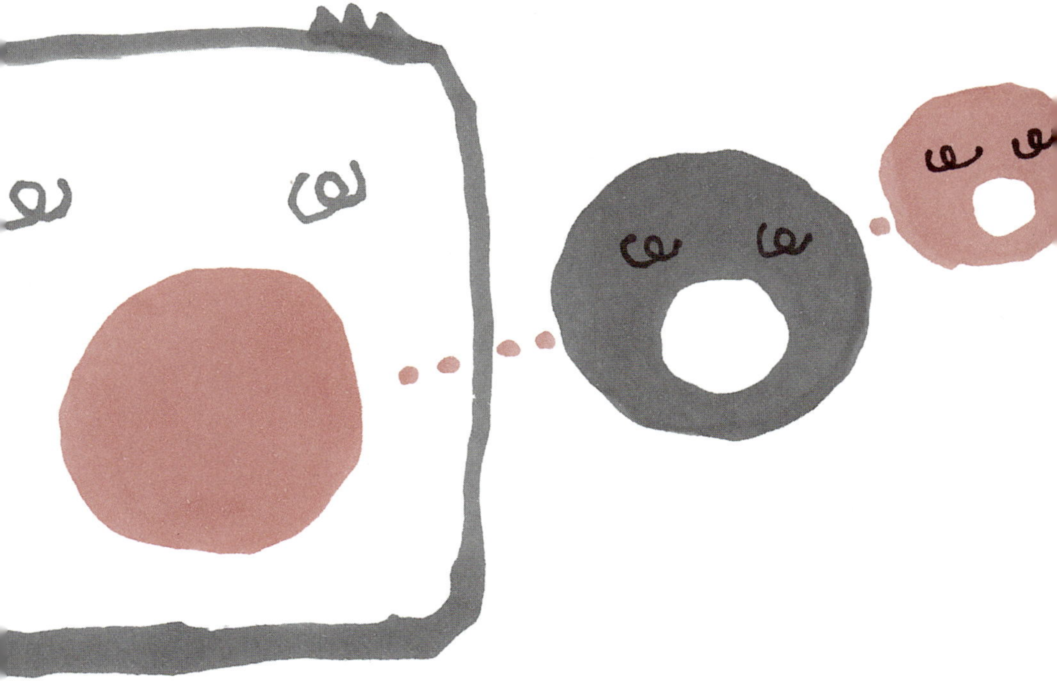

あくびをする前と、あくびをし終った後の顔を比較してみてください。
あくびの後は、ふんわりした、じつにいい顔になっているはずです。脳が緊張すると、顔や頭はこわばります。あごの筋肉もこわばって、縮んだりします。そんなときに、あくびです。あごというより、頭の奥のほうから、グワーッときて、大きいのは止められません。あくびで脳の緊張がゆるみ、体が整うのです。
あくびにもっと市民権を。

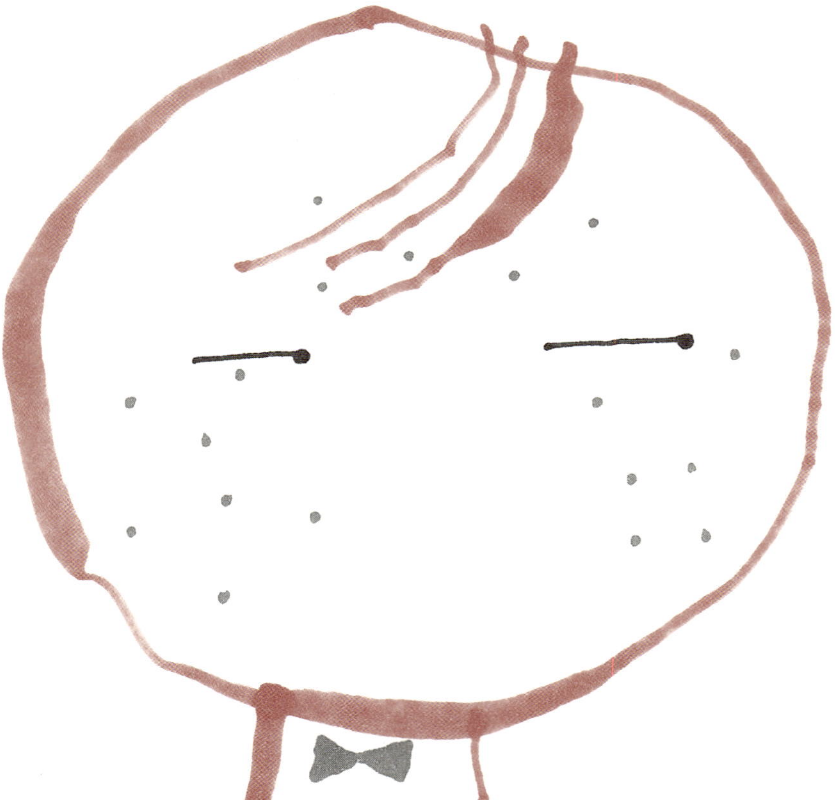

ニキビができる

一般には青春のシンボルとかなんとか呼ばれて、それこそ若者のお肌のトラブルの代表のような印象のあるニキビではあるが、ぼくはあいにくその体験がない。
それらしきものがひとつやふたつできた憶えもないではないが、青春の悩みとしてのニキビ体験がない。
ということは当然、想われニキビとか想いニキビ体験なんていう、わけのわからぬ空騒ぎもしたことがない。そういうレベルの低い恋愛遊びがあることは、吉永小百合か誰かの青春映画というやつで知った。なんという映画だったかは忘れたが、たぶん小百合さんがおでこかどこかにニキビができているのを友だちが見つけて、キャーあなた○○君に想われてるんだわきっと、なんてハシャぐ場面があって、ぼくはなんと愚かな女どもよ、とそのとき思ったのだった。
で、そのニキビに関しても、若さの象徴というよりは、愚かさの象徴というような気分でとらえていたようである。まったく理由のない、いわゆる差別意識といわれても仕方ないことではあるが、頭の悪さ、品の悪さ、センスの悪さが肌に露出したものが、なにをかくそうニキビというものだ、とぼんやりととらえていたのだった。実体験のないものを気分だけでとらえようとすると、多くの場合失敗する。気をつけましょう。

ニキビはホルモン系のめざめといえます。大人の体への脱皮現象なのです。
それまでゆっくり育ってきた性的な内分泌系が目をさまし、ゆったりといろいろ活動を始めます。まず脇の下に毛が生えて、同じようにヘソ下にも生えてきます。声も変わります。男の子はおちんちんが立派になってきます。女の子はおっぱいが立派になってきます。そして体の線も変わり、男は男らしく、女は女っぽく、だいたいなります。骨格も相応にしっかりして、筋肉の質も変わります。そんなとき、体内の余分な脂も排泄されます。それがニキビというわけです。
これもゆったり穏やかに、通りすぎるのを待ちましょう。肝臓の場所を毎夜さわって眠るようにすると、肝臓の脂肪分解能力が進んで、早くよくなるようです。あとは清潔にして、二次感染をなるべく防ぐという一般対処で充分でしょう。ぼくもずいぶん悩まされました。

嘔吐する

どうやら生クリームがいたんでいたようだ。ビーフストロガノフというシャレた料理を作って食べたのはいいのだけれど、食後５分もたたないうちにムカムカッときて、トイレに駆けこむ間もなく吐いた。料理の状態のまんま吐いた。食べた人みんなで吐いた。食卓はそれなりに盛り上がった。
おにぎりを食べて吐いたときはひとりさびしく吐いた。お米にあたるとけっこうキツいという噂があったが、その噂はほんとうだった。少し気候がよくなったころ、テーブルの上の作り置きのおにぎりを少し遅く食べたのだった。３つ目をほおばりながら、ちょっとこのおにぎり、ねばっているねえと、ちらっと思ったのだが、そのときはもう遅かったわけで、10分後ぐらいから気持ち悪くなってきて、20分後ぐらいからオエッときはじめ、30分後からのべ30分間ぐらい、４、５回に分けて吐き続けた。すべて吐き終ったころは、もうヘトヘトであった。にぎり飯３つ、食べるのはかんたんだが、吐くとなるとなかなか大変なものだ。そしてお米はともかく、巻いてあった海苔とか、中身のおかかなどの戻した状態はただひたすらに哀れなものだ。食品としての任務をまっとうできなかった無念さに満ちているのだ。そしてビーフストロガノフのときもおにぎりのときも、ぼくは「おお、もったいない」と思いながら吐いているのである。

なにはともあれ、吐ける体はエライのです。
きっかけは、食べ物が悪くなってたときが多いけれど、悪くなってるのに口元で気がつかなかったり、飲みこんでからアラッ？となったりするのが人間様、でも体はちょっと違う。毒やバイキンの処理なんてみみっちい仕事、いちいちやってられません。栄養うんぬんはさておいて一気に外に吐きだします。「オエーッ」と。この動きのみごとなこと。おなかの中身が全部でちゃうぐらい、深いところから思いっ切り吐いてしまいます。とても止められません。頭も充血して顔もゆがむほどです。涙もでます。ぐちゃぐちゃです。胃ぶくろが、すべての動きの中心になって体をしきっています。
いざというとき、胃ぶくろもなかなかやります。そして充分吐いた後、にぶっていた口元、味覚の探知機が正確さをちょっと取り戻します。

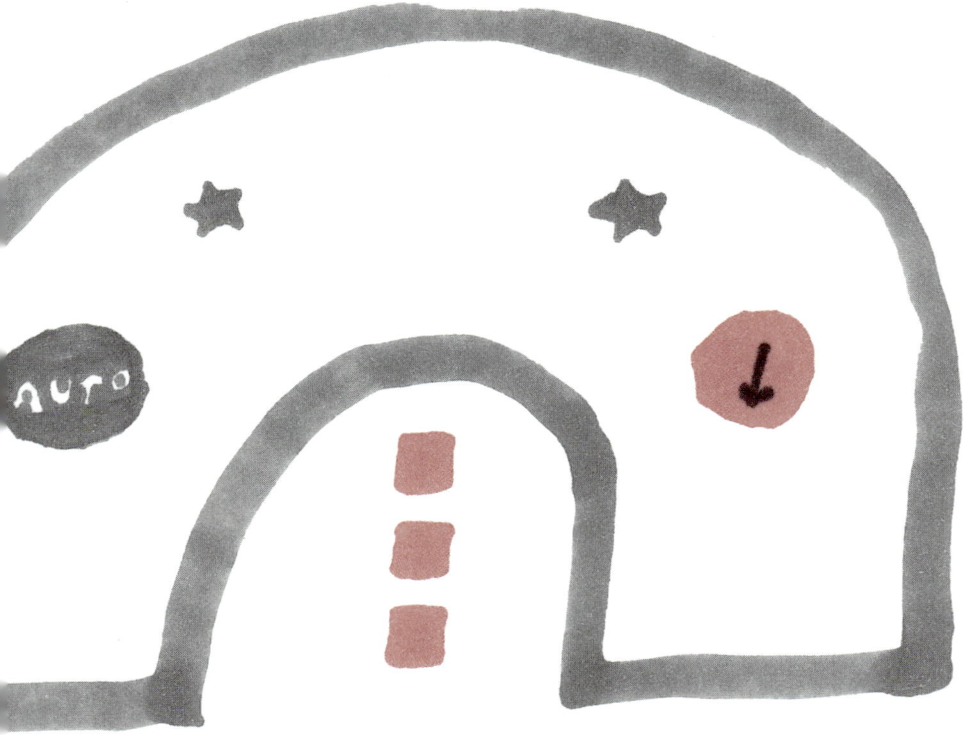
AUTO

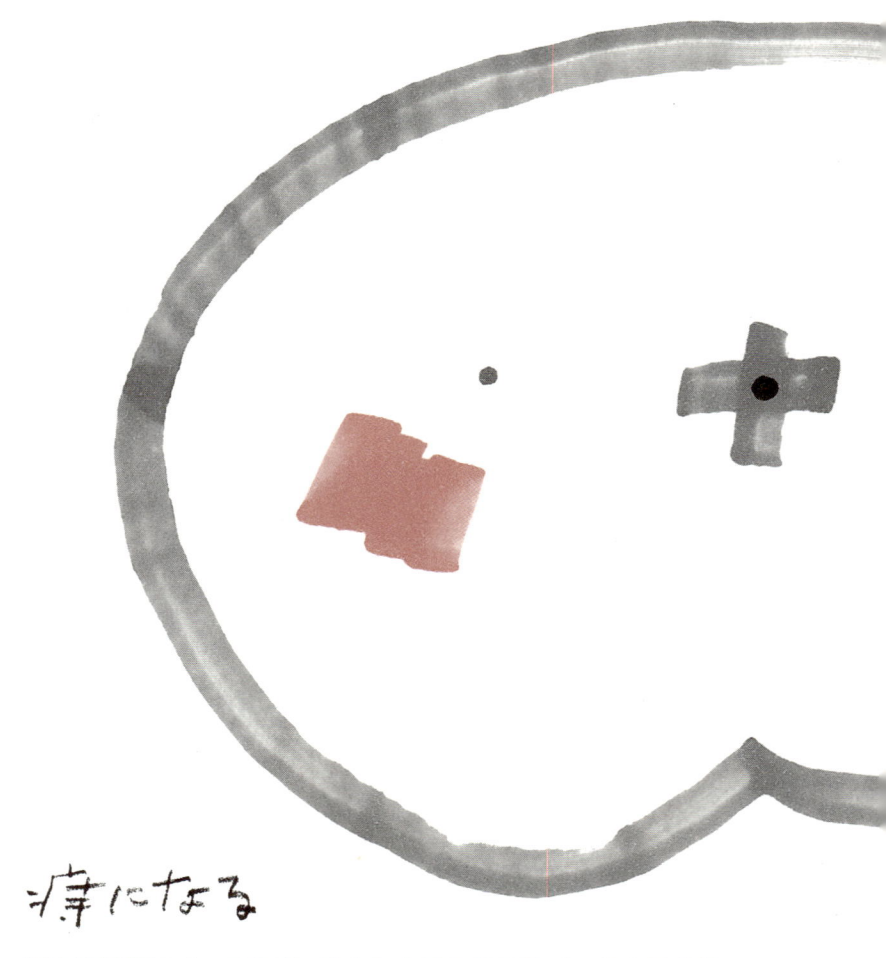

痔になる

ぼくは肛門にペニスを突っ込まれたことがある。（この１行を書く決心をするまで２時間ぐらいかかった。 依頼原稿だったら決して書かない。 裁判だったら完全黙秘する。でもなにしろ

『からだ・シアター』なんだ。ぼくが発想した自作の本なのだ。だから書くのだ。うん、やっぱり力が入ってしまう）そう、そのときも力が入ってしまった。

新宿のデパートだった。なにしろ事件なのだ。エスカレーターですれ違ったイタリア系の男があまりにも明るく微笑みかけるので、ぼくも微笑みかえした。それがはじまり。ぼくは上の階でシャツかなにか探していたのだが、いつの間にかその男がぼくの傍らにいた。びっくりはしたけれど、まだチャオという感じだった。で、ときどきいい加減な言葉を交わしながら、ぼくたちはしばらくデパートの中を歩いて、それからトイレに入った。これが問題。

それはあなたの意志でですか、と検事に尋問されたら、あたりまえだ、小便しに行ったのだと即答する。それから起こり得る事柄についての予想がありましたか、と訊かれたら、いいえ、なにもありませんでした、とキッパリと答える。だって、事件は以後なんだもの。そしてそれ以後がどう展開したのか、よく憶えていない。なにしろ気がついたら、その男がそういうことをしていたということなんですよ、検事さん。

その件をぼくはいろいろなやつに話した。それなりにショックで、それなりに興味があったのだろう。概してみんな喜んだ。

おもしろがった。そういう趣味のやつ、けっこういるぜ、と誰かがいった。お前、ねらわれるタイプだ、と他の誰かがいった。そんなことばっかりしていると痔になるよ、といったやつもいた。そしていくら話しても聞いても、まとまりの悪い事柄だということはわかったから、とりあえず痔になってしまうようなことはよくないという一点に絞って、この件をクリアした。
それ以後、たしかにそういう趣味の人がそれなりにいること、たしかにちょっとねらわれるということ、でもぼくはどうやらそうでもないこと、それと関係なく痔には気をつけたほうがよいこと、そしてデパートでは買い物に徹するべきだと思う、というような整理の仕方で、ぼくの人生は進んでゆくのだった。デパートの飾りに東京オリンピックのマークが踊っていたから、ぼくが十九のころのことだ。

痔、これは肝臓なのです。痔の核になっている痔核という部分の中身は、痔静脈という毛細血管で、その中でうっ血が起こっています。そして痔静脈は、門脈という静脈を通じて肝臓とつながっているのです。ですから元を正せば、肝臓がちょっと苦しそうなとき、痔が関係していそうなのです。

おならがでる

A君はおならを武器に使う。 いや、おならそのもので攻撃してくるというわけではないから、武器とはいいがたい。 そう心理作用的に使うのだから、核兵器における抑止力みたいな使い方だ。 つまり、麻雀のときだ。
冬の夕べの楽しい麻雀、山の家の麻雀部屋は掘《ほり》炬《ご》燵《たつ》に自動卓、あたたかい物を食べたり飲んだりしながら、それはもう楽しさいっぱい、とくにぼくはわりあい雰囲気の人であるから、そういったシチュエーションでは、身も心も頭もすべて浮き浮き快調になるから、当然ゲームの結果も上々になり、もうそれ以上いうことがないといった状態になることが多いのだ。
街の麻雀ではそうはゆかない。 はじめっから少し重たい連中が4人一組で何組も卓を囲んでいるのだ。でてくる飲み物も食べ物もなにしろついでのものだから、とても浮き浮き気分作りの要素にはなり得ない。で、街では技術と気力と裏手がすべてのハードな闘いにおのずからなるわけだ。 だからA君、街では抑止力は使えない。
とりあえずぼくがいちばん浮き浮きして、その結果なんとなく勝ち続けて、楽しい楽しい山の家の夜が更けてゆくのでありました……あたりでA君の様子が少し変わるのだ。飲み続けて、食べ続けて、そして座り続けていたA君が、腹のあたりをさぐりはじめる。ウウッ、なんて唸りはじめる。で、わりあい根が素直な男だから、「あの、おならしていいですか」なんていう。「バカヤロ、するな」と他の３人が口を揃える。Ａ君は深い溜め息をついて、再び三度唸って、いちおうおならはしない。腹をさする仕草が頻繁になって、もぞもぞが多くなって、でもおならはしない。

Ａ君、大いに苦しい状態ではある。そして他の3人も、とくにぼくは、それ以上苦しい立場に追い込まれる。集中力が散漫になる。いつ襲ってくるやもしれぬおならの恐怖、そしてその核ヘイ器は、炬燵掛けの四角い世界の一辺に確実に配備されているという現実、もう麻雀どころの話ではなくなるのだ。で、結

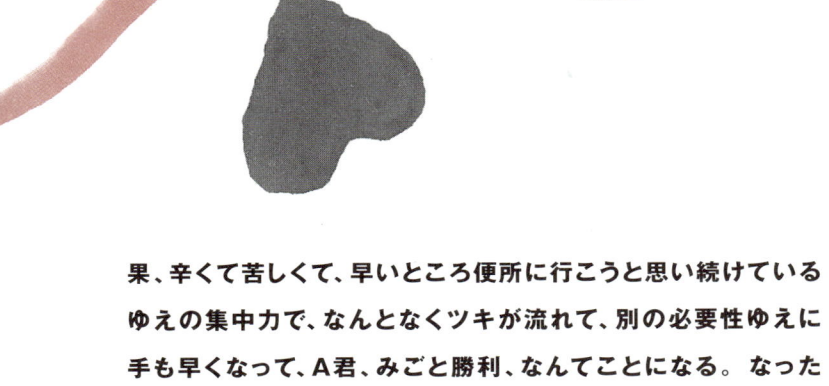

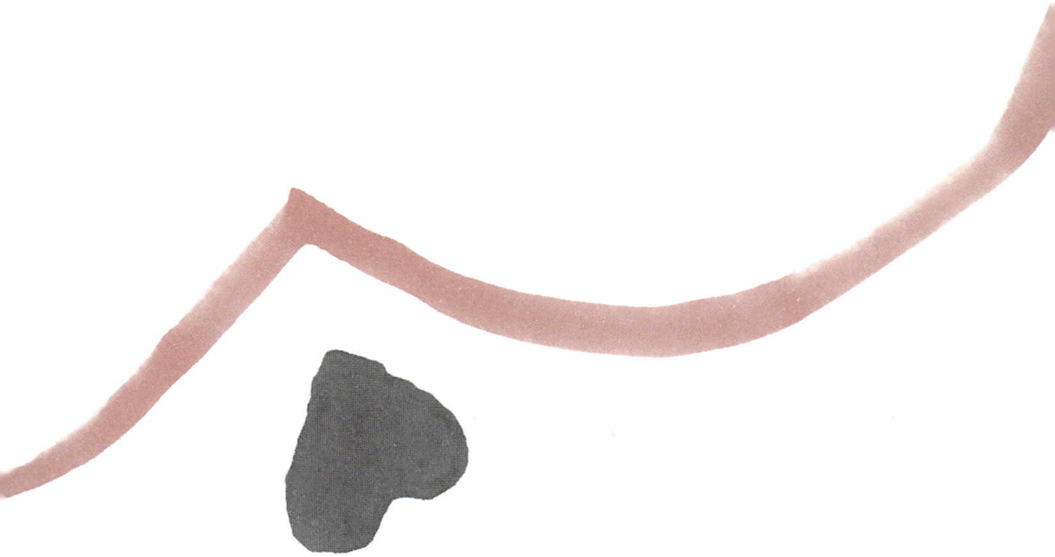

果、辛くて苦しくて、早いところ便所に行こうと思い続けているゆえの集中力で、なんとなくツキが流れて、別の必要性ゆえに手も早くなって、A君、みごと勝利、なんてことになる。なったこと、今まで4、5度はある。でもその抑止力戦法について、A君はほとんど自覚していない。

うんちはあたたかいものです。ですからうんちのいた腸内もかなりあたたかそうです。聞くところによると、腸内細菌が腸内で消化物の発酵をやっているそうで、発酵は発熱とガスの発生をともないます。おならの匂いで腸内の調子が見えてきます。なかなか興味深いガスです。

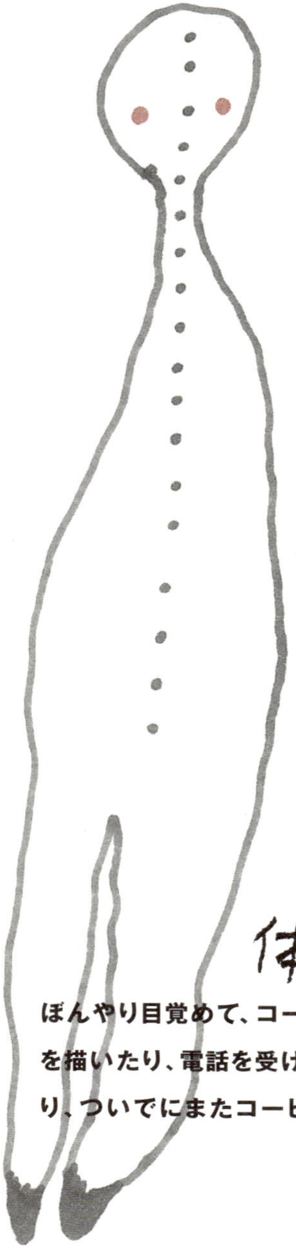

体が冷える

ぼんやり目覚めて、コーヒーを１、２杯飲んで、昨日の続きの絵を描いたり、電話を受けたり、かけたり、お客さんがやってきたり、ついでにまたコーヒーを飲んだり、さらにお客さんが続いて、たとえば打ち合わせというような事態がながびいたりして、やっと夕方近くになって一段落して、さて、また続きの絵を、なんてあたりでえもいわれぬ寒さを感じる。
ぶるぶるっとふるえるといった寒さではない。全身が冷えているといった感じ。季節はそう問わない。冬でも夏でも感じは同じ。暖房もクーラーもそう関係なさそうだ。なにしろ体が冷えている。体の中心が冷えている。答えはかんたん、空腹なんである。
そんなときは、キッチンへ行って適当なものを口に入れる。贅《ぜい》沢《たく》はいわない。グルメは問題外、パンの切れ端でもおにぎりの残りでもなんでもいい。とりあえず口に入れて胃に入れる。するとどうだ。雪の中の山小屋の暖炉に火を入れたというようなあんばいでおなかのあたりがぽっとあたたかくなる。おおカロリーだと思う。熱量だとはよくいったもんだと感心する。パンの切れ端でもおにぎりの残りでも熱化する、つまりは燃料だということを実感する。体感する。そしてその熱の伝わり方はえらく速い。あっという間に冷えが遠のく。なーんだカンタンじゃないの、と少しあきれる。
人間、いや、人間を含むいわゆる動物というやつ、死んだら冷えるんだということは経験で知っているけれど、生きているうちに冷えて死に至るということも充分あり得るんだなあと思う。つまり燃料切れ、あるいは餓死というやつの予想的実感として。

食べ物で、かんたんに体温が上がったり下がったりします。
たとえば夏、体温が上がりすぎると疲労しますので、体温を下げるために熱いお茶を飲みます。なぜかというと、気温が高いときに熱いお茶を飲むと、胃があたたまってすぐに体温が上がり、そのちょっとした温度差で汗がでます。とくに首筋にでるのですが、首には体温の調節中枢があるので、スムーズに皮膚がサーッと冷たくなり、皮膚の表面にある粗熱がとれて、皮膚の温度が下がるのです。
多くの人は暑いので冷たい氷入りの水を飲みますが、そうすると胃が冷えてしまい、中の温度が下がって、皮膚の表面に熱が寄ってしまいます。するとよけい暑くなり、汗をかいてまた冷たい物を飲むので、さらに表面に熱が偏って、冷えが内向するということになります。温かい物と冷たい物、気温が高いか低いかで、食べ方を変えてみるのもいいでしょう。

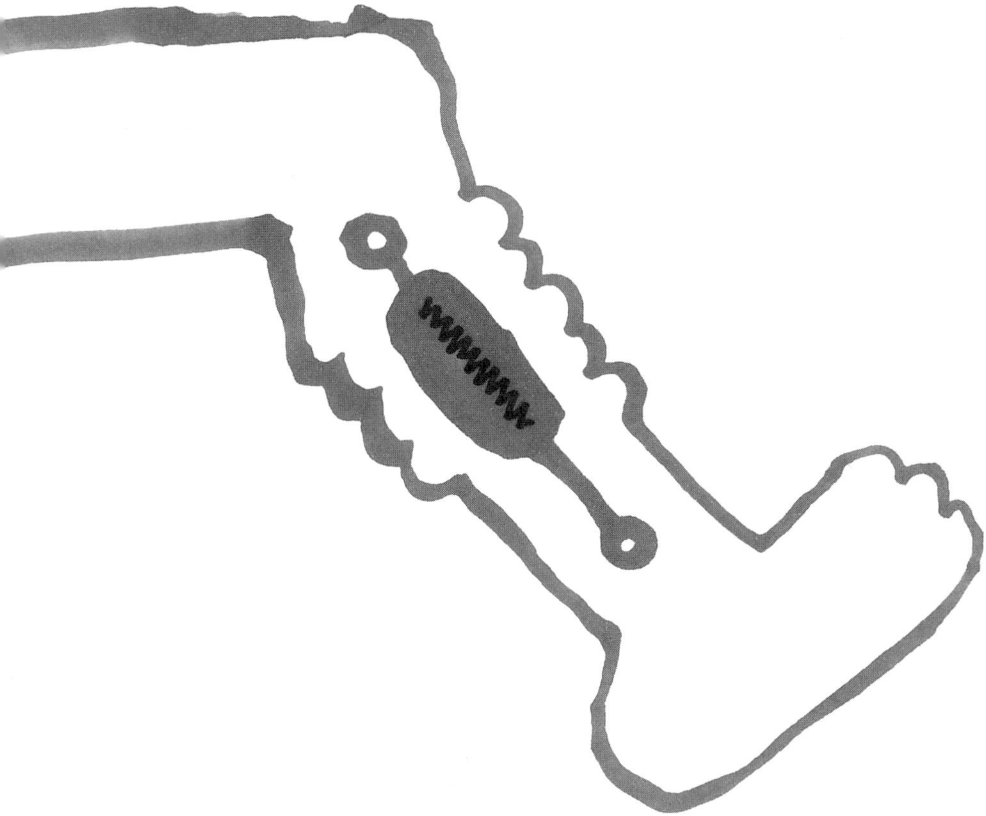

足がつる

「足がつる」とはずいぶん客観的ないい方だなあ、と足がつるという現象が実際に起きて、それが峠を越して、やや治まりはじめたあたりで思った。

実感として足は決して主格じゃない。 あえていえば目的格、足をつる、という表現がふさわしい。で、その場合の主格はなにかといえば、ぼくの空想では両端が口になっているミミズみたいなやつだ。かなり獰猛《どうもう》なミミズ、そいつがたとえばふくらはぎの中であっちとこっちに喰いついていて、思いっ切り体を縮ませて硬直させる、そんな感じ。
事実、こんなものが足の中にいたなんて知らなかったと思えるような異物感がある。自分の体の一部であったはずの筋が、突然変身して獰猛なミミズになったのか、あるいは知らぬ間に体のどこかに隠れ棲んでいたやつが突如暴れだしたのか、まさにセルフ・コントロールの域をはるかに超えた異常な現象がわが足に起こるわけだ。で、ミミズはなぜ足だけに巣くっているのかという疑問がある。手がつる、首がつる、腰がつる、というようなこと、あるんだろうか。首をつって死んだやつはいたけれど、首がつったなんてそう聞かない。職業柄、手や腕はかなり酷使するほうだけれど、これまたつったりしない。ミミズはどうやら足だけに棲んでいるらしい。いや、今思い出したが、まれに顔がつるということはある。目の下あたりがピクピクとする。そっと指先で触れてみると、やっぱりなにかがいて動いている。あれはなんだろう。ミミズだとしたら例の糸ミミズというやつか。

これが体の回復現象だと喜べる人は、まずいないでしょう。
しかし、非常に大切な働きです。
要するにふくらはぎの筋肉が、数日ちょっと縮んだまま忘れられていて、あるとき体が突然それに気づくのです。そして縮んだままの筋をゆるめるために、縮む能力だけの筋肉としては、よりいっそう縮むことで次のゆるみを引き起こすのです。これを起こさないまま強力な力が腓腹筋《ひふくきん》にかかると、そこに直接つながっているアキレス腱が切れてしまうようなこともありうるのです。ですから足がつって回復したほうがよい、少なくとも体はそれを選びます。ご当人の意志にかかわらず。
でも、つってしまっただけでは完全に回復できません、腓腹筋のいちばんつって痛かったところの中に、固いカタマリが残っていると思います。さすって見つけてください。そこを指先で押えます。強く押してはだめです。いちばん痛いところはさわるだけで充分です。3～5分押えて、足が全体にポカポカあたたまってきたらOKです。

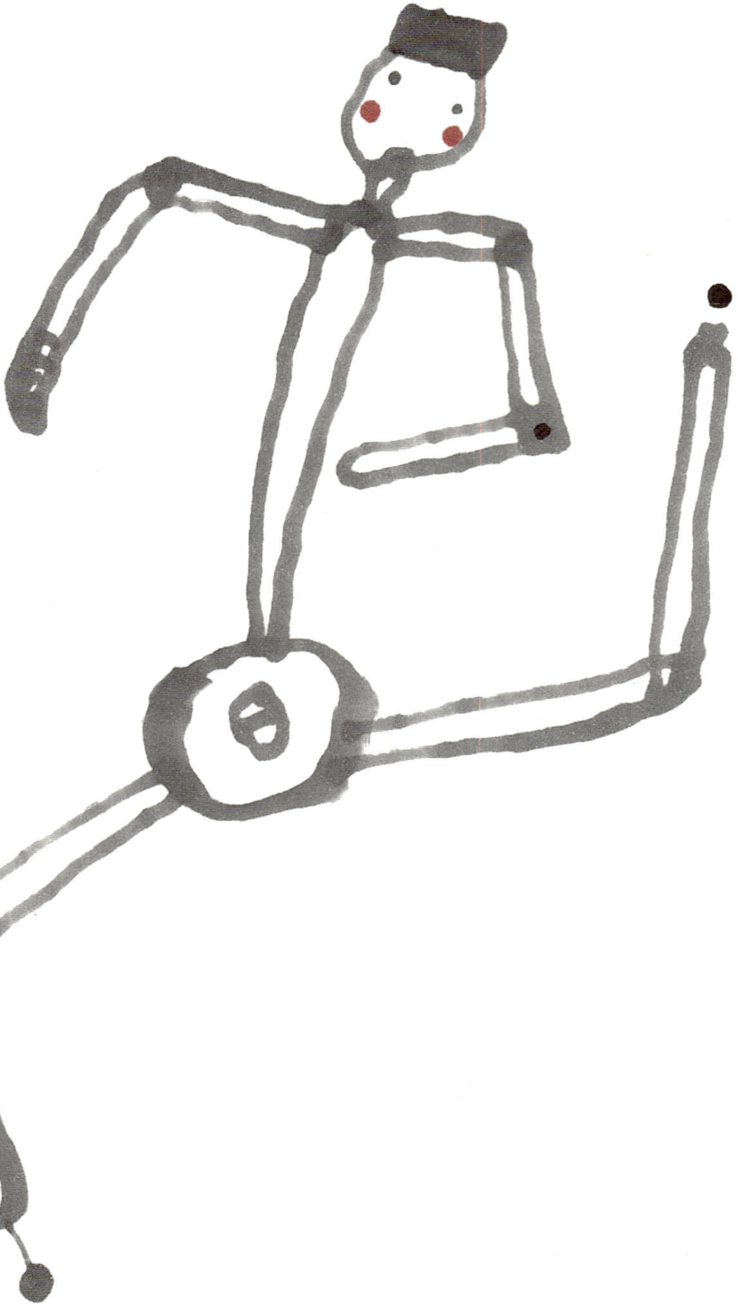

腰が痛い

ぼくが子どもだったころは、東京といえども郊外はまだ土地も充分にあって、ぼくが通っていた小学校も広々とした校庭があり、さらに校庭と同じぐらいの広さの、花畑といおうか農園といおうか、なんとなく草花や樹木が植えてあるような場所もあった。 そこでぼくたちはよく農作業の真似ごとのようなことをした。 そういったことの好きな教師が３、４人いたのだ。ま、ぼくら子どもは下働きといったところだった。 だから草取りとか堆肥作りとか、球根や苗の植えつけなどをやらされた。で、そんな教育実習的作業でぼくが体験したことを大雑把にまとめると、実のなる植物を育てるとその実を食べられるので楽しい、ということと、花を育てて、たとえば役場や警察署や病院などに届けると、異常なまでにほめられて、もののハズミで新聞などに写真入りででてしまうことがある（実際にあった）ということと、そしてなによりも農作業は腰が痛くなるものだ、というようなことだ。 球根などを畝《うね》に沿って埋めてゆく作業を、それこそ日没まで続けた後、子どもでさえみんなじいさんみたいな形で腰を伸ばすものなのだということを、自らもそんな形になりながら知った。 農作業した人みな夕暮れには、じいさんばあさんになるということを発見したのであった。腰の痛みがやや慢性化しはじめたのは、そのしばらく後、中学生になって、体操部で活動しだしてからのことだ。鉄棒、平行棒、あん馬、跳馬、吊り輪、そして床運動、それらすべての練習というものを、これまた教育的実践作業の体験として今まとめるなら、とりあえず、すべての体操競技は腰にくる、それもかなりハードにくる、そしてそのことが元になってあちらこちらが調子悪くなってくる。そして競技会における上位入賞は、部長や顧問の教師の元気には充分なるが、当人にはあまりフィードバックしないというようなことだ。

腰は、その人自身です。腰が歪むと、顔も歪み、腰がこわばると、顔もこわばり、腰がこわがると、顔もこわがり、腰が穏やかだと、顔も穏やかです。顔が歪んだり、こわばったりするのは緊張しているからで、その緊張は先に腰にくるからです。
穏やかな気分でいるときは呼吸が深くなり、深い呼吸をすると胸腔や腹腔に空気が入ってしっかりと腰を支えますから、結果的に痛まない腰になります。

咳がでる

歯磨きをするとき、ときどき咳がでることがあって、そんなときこの咳はどこか憶えのある咳だなあ、なんて思っていたのだが、あるとき、それが父親の咳だということに気がついた。
洗面所からその咳が聞こえると、父親が起きだしてきて、しばらくしてでかけるんだということがわかった。ぼくはそれを、だいたい朝ごはんを食べながら聞いているのであって、あまりゆっくりしてると学校に遅れるというような情況で、父親の顔を見て「いってきまーす」ということもあるし、会わないまでかけてしまう場合もあるし、ときどきはいっしょに味噌汁なんかを飲んだりするときもあったりして、いわゆる父親と息子のほんのわずかの朝のふれあいのひとときなのであるが、そのきっかけとしての咳というわけだ。
その咳をぼくはなんとなく大人っぽい咳だと思っていた。ぼくの知らない父親の生活の、たとえば仕事先での、あるいは夜更けの時間のいろいろなことが、朝になってそんな咳となって現れるんじゃないか、苦労とはいわないけれど、大人の暮しの複雑さのようなものが、その咳には込められているんではないか、そんなふうに考えていた。「あなたにとって大人とはどんな人ですか」「はい、それは咳をする人、それが大人です」というような感じ。

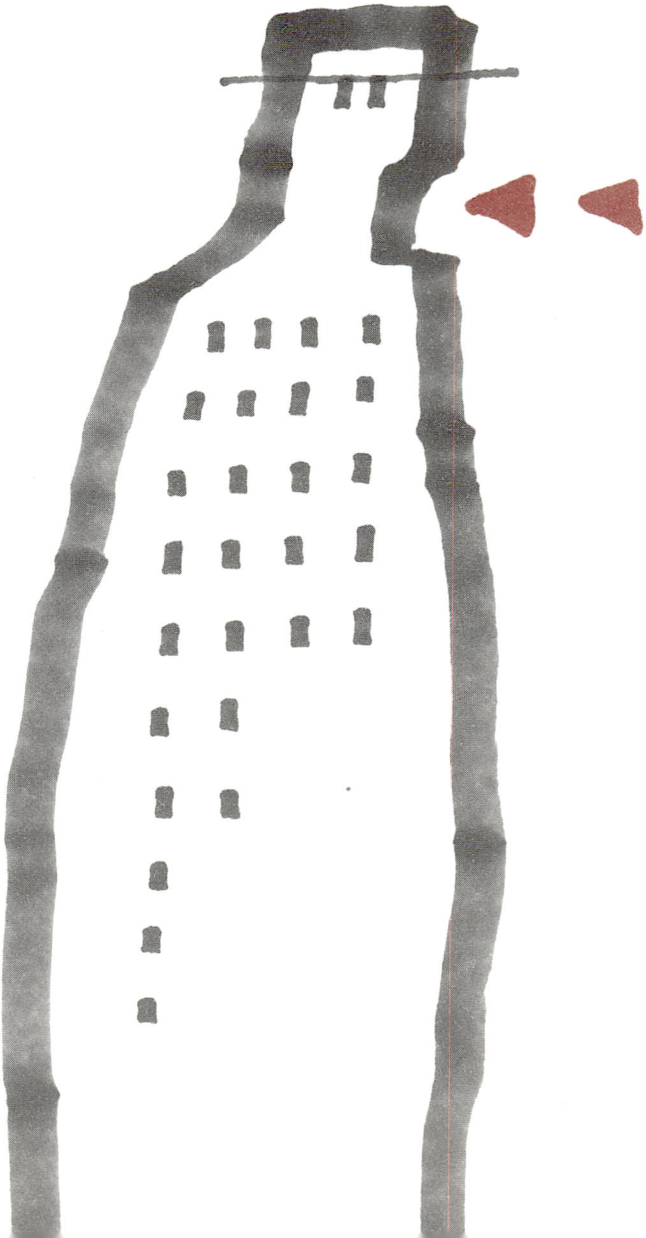

その咳はなんのことはない、煙草が原因だということは自分が大人になってわかった。ぼくもよく煙草を吸うけれど、父親は超ヘビースモーカーだった。起きぬけに喉がいがいがするのだ。歯磨きをしようとするとゲエッという感じで、咳がでるのだ。ぼくの知らない大人の生活の複雑さといえないこともないが、もう少しだらしない原因なんだ。大人っぽいといえばたしかに大人っぽいけれど、そうほめたもんじゃない咳なのだ。今、自らの幼ない純な心にお詫び申し上げるしだいです。

肺が息を吸っているわけではありません。呼吸は、胸郭を形成しているアバラボネ（肋骨）の周囲を取り巻く、横隔膜と肋間筋の伸び縮みによって行われています。年中無休で、生まれてこのかたずっとやっているのです。当然伸び縮みが悪いところもでてきます。そんなとき、深い咳をすることによって、胸郭という箱に激しい収縮運動が起こり、胸郭の形、膜や筋のバランスがとれます。
あおむけに寝て、左右の胸の高さを比べてみると、咳が治らないときは、左右差がかなり大きい。自然に咳が治まってくると、左右差がほとんどなくなります。どうやら咳は、機械的呼吸器の自動調節機能といえそうです。

頭が痛い

理論数学なんていうものはさ、数字を使ってこの世の中のことを、なんとか理屈つけてゆこうとする企みなんだから、オレみたいな理屈っぽいやつにはもしかしたらけっこう向いているような気もするけれど、でもね、これで一生やっていけるってもんだとも思えないし、なんかこう、ちょっと色気なさすぎ

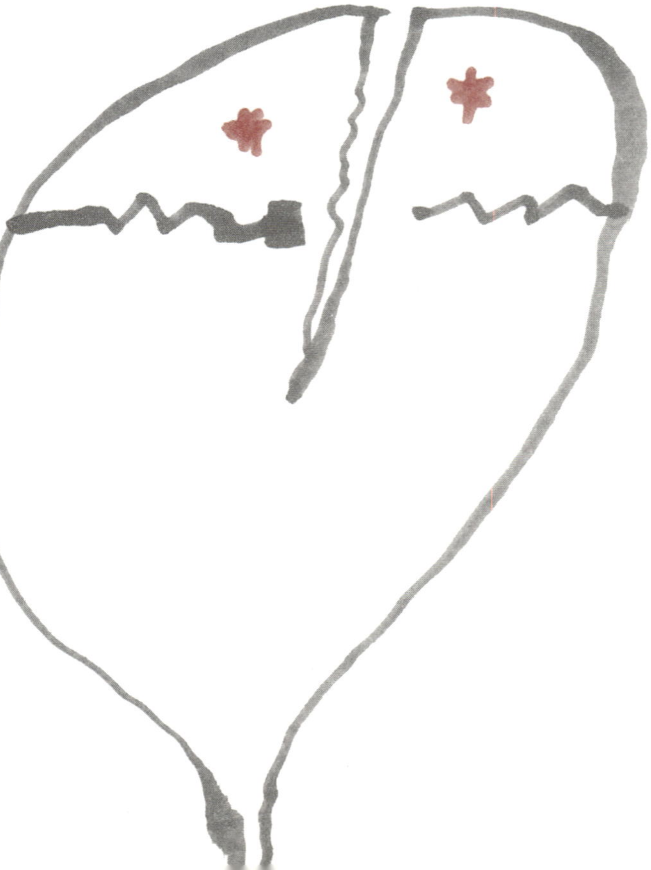

る感じだし、英語はオヤジの専門だし、これもまた学問という感じではないよね、なんとなくしゃべったりできればカッコいいんだろうぐらいのもんだしね、JAZZも聴くほうで、やるほうじゃないし、歌舞伎も観るほうでこれまたやれるもんじゃないし、いや、大部屋かなんか入ってトンボを切ったりするのもちょっと魅力だけど、ま、続かないだろうなあ、だいたい、オレ、かなり飽きっぽいし、我慢強くないし、だいいち、これといったものとくにないし、でもなんとか仕事みたいなことしなくちゃいけなくなるんだろうし、いやだなあ、ちょっとめんどくさいなあ、なんか楽なことで生きてゆけないかなあ、でも、楽してるのもなんか退屈そうだし、ちょっとカッコ悪いし、一発なんかデカイことするという気もそうないし、大胆なこととときどき考えるわりにはけっこう臆病だし、だれかに相談するって話でもないし、うん、けっこう孤独なもんだよね、なんか重たいよね、そしてどこかが痛い……などと思い巡らし考えあぐねていたのは、高校なかばごろのことだけど、重たくて痛かったのは、つまり頭だったんだ。 頭そのものだったのだということが今はわかる。

偏頭痛というのか、ときどき頭痛がした。 痛まないまでも、重く感じることもあった。 ちょっと疲れたりすると、よくそんな具合になった。そしてそんな状態のときに考え込んだり迷ったりするようだった。重たい頭で重たいことを考える。痛い頭で痛いことを思う。重い頭は重いことしか考えられないんだ。痛い頭で快いことを思うのはむずかしいのだ。いってみれば単純なこと、ばかみたいな道理だ。その単純で馬鹿みたいな道理に、痛い頭は気づかないのだ。そして今ぼくは、考え、思い、などというものは結局、その元の頭の状態のことであると軽く考えている。軽い頭でそう考えている。

頭痛は人間特有の病で、頭脳コンピューターのエラーが原因で発生します。頭痛はそのエラー信号です。
頭脳コンピューターといえど、処理できるものとできないものが当然あります。処理できないものが大量にインプットされた場合、そのコンピューターは混乱し、外箱ごと歪みます。頭骸骨ごと歪んでしまうのです。顔が歪み、脳の血流も悪くなります。機能もぐんと低下し、やがて一時的に「エラー」となるのです。そんなときは迷わずクローズし、ひと息入れてゆったりと待ちます。本来の機能内で作動させれば、やがてエラー信号も消えるはずです。頭痛が消えるわけです。

からだ・メモ

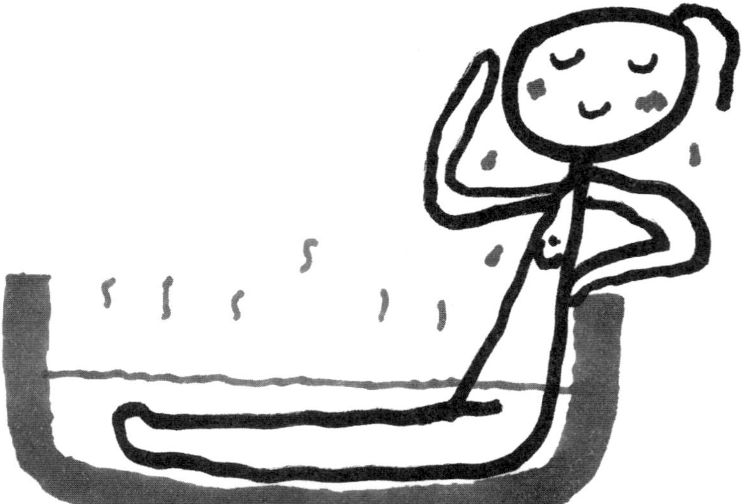

腰湯

体の運動をあまりともなわない、つまり汗をかかないような仕事、作業による蓄積疲労などを、きちんと汗をだすことによって、正規の肉体運動と同じレベルに整えてから回復させたり、あるいは意識的に体温を上げることによって、発汗を促し、発汗センサーのにぶりを正常に戻すという目的のために、腰湯はかなり効果的な方法です。知的労働や精神的活動におおいに従事していると自ら思われる方におすすめの、自己管理テクニックです。

上半身や腕、とくに肘を冷やさないように、タオルあるいはシャツを着けて、下半身だけ腰まで湯に入ります。温度は概して通常の入浴よりやや熱目がいいようですが、これは個人差がかなりありますので、発汗しやすい適温を各自さぐってみてください。そして入浴時間も、発汗がある程度治まってきたころが終り時。個人的に差がでるはずですが、一般的目安として20～30分というところでしょう。なお、腰湯の直前に冷水をひと口、途中で4、5回に分けてコップ1杯飲むのがいい方法です。水分が補給されることを体に伝えておくと、体は安心して発汗することができます。

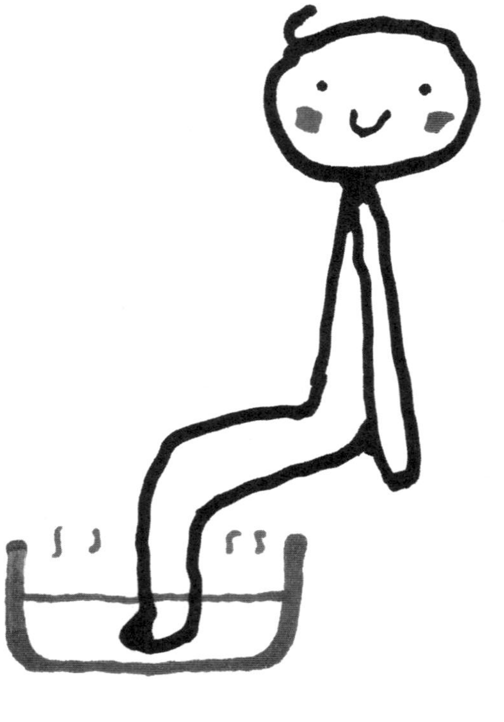

足湯

体の疲労の左右差の調整には、足湯がいちばん向いています。いわゆる風邪のときも、結果かなりの左右差が体に起こっているはずですので、足湯で調整します。
45～47℃ぐらいの湯をくるぶしが浸る程度にバケツなどに張り、両足をあたためます。ばかなテレビでも見ながら15分ほど。ほんのりと赤くなった両足先を見比べて、もし一方がやや赤味が足りなければ、そちらの足だけもう2、3分。左右同じ色になればベスト、左右の差が調整できたという確たる証拠です。こんな少量の湯で体が幸せになってしまうのは、ちょっと申し訳ないといったあんばいです。

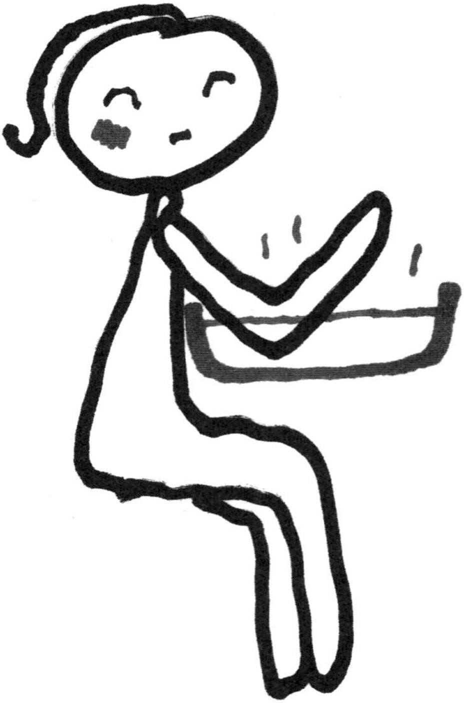

肘湯

大脳皮質的な過敏状態が治まらないまま、脳が偏って興奮し続けているような場合、肘湯は鎮静のための有効手段です。デスク・ワークのし過ぎやら、愚問愚答の考え過ぎやら、インインモンモンの悩み過ぎやらで寝つけないといったような場合、ちょっと気分を変えてこれに限ります。
やや熱目の湯を洗面器などに張り、5、6分ほど肘をつけます。効果の面からは、なるべく肘の先端だけをかなり熱い湯であたためるのがいいのですが、新たな疲れがでてしまいそうな姿勢になりがちですので、一般の方はほお杖をついてのんびりと音楽を聴いているといった気分で、肘全体があたたまればよいと思います。額や首がうっすらと汗ばめばOKです。

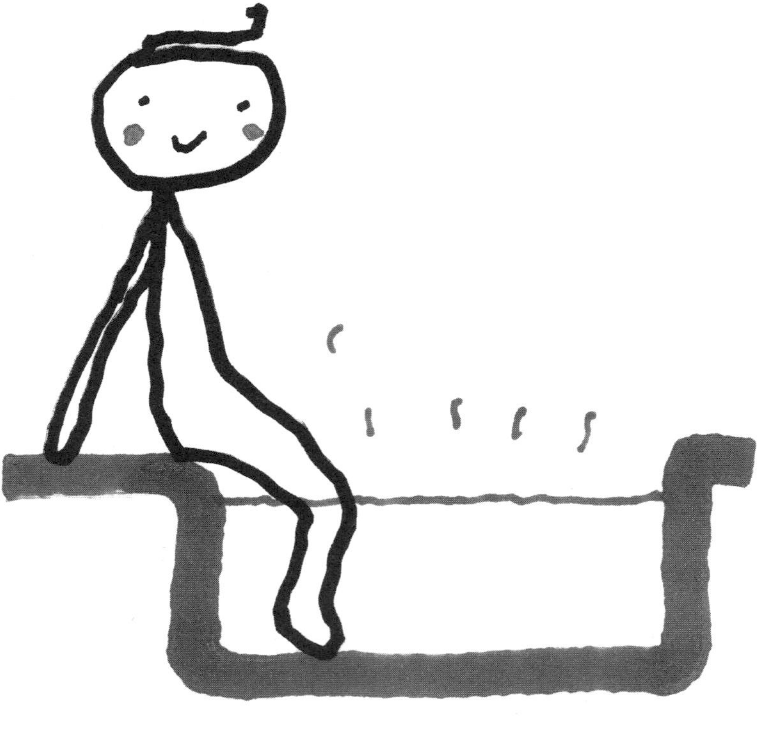

脚《きゃく》湯《とう》

この場合重要なのは膝です。膝湯といってもいいのですが、とりあえず膝まで含んで脚湯です。脚をあたためることは、骨盤内の血行をよくしますので、腸の調整、冷え、下痢、あるいは生理に対応する方法として有効です。ただ、この方法、実際にはちょっとやっかいで、理想的な筒状のバケツでもあればいうことなしなのですが、一般家庭では浴槽に湯を張るしかなさそうです。

なにはともあれ、膝のお皿まであたためるのが脚湯です。浴槽に膝をついて、仏教行者の沐浴風にシャレれば、かなり少量の湯でも可能ではあります。工夫してみてください。時間は15分ほどでいいと思います。

からだ・トーク

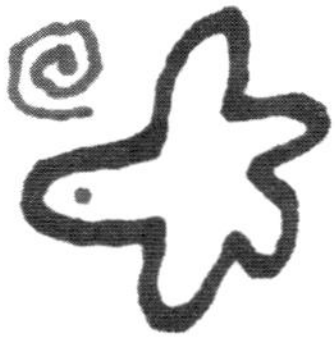

■五味　傷はなんで治るんだろう。
●寺門　考えたり、いったりしちゃいけないの、それは。

■自然治癒力ってなにさ。
●体の勝手のこと。体のおつとめのこと。

■出血は意志で止められるかな。
●意志で止まらないことはあるよ。怖がってたり、止めなくちゃと思うとね。

■馬鹿はほんとうに風邪ひかないの?
●体が馬鹿だとひけないの。頭が馬鹿な人はいつも元気なの。

■養生という言葉、あるよね。養生訓だとか。
●頭でやる健康術だから、頭にはいいけれど。体には効かない。

■成長するってどういうことだと思う?
●細胞がどんどん増殖するわけだから、オリジナルのコピーが膨大に増えてゆくというだけのこと。オリジナルはぜんぜん変わらない……

■長生きって、なんだろうね。
●そういう事実、ないんじゃない。個においては。

■たとえば「わくわくする」という感覚、具体的に体のどこがするんだろう。
●胸腺のあたりだ。エスカレートすると喉にゆく。
■じゃ、「がっかりする」というのは？
●やっぱり胸腺だと思う。
■胸腺は免疫系の重要なはたらきをしてるわけだから、わくわくすると活発になり、がっかりすると機能低下するかな。
●当然。がっかりばっかりしてると、危ない。

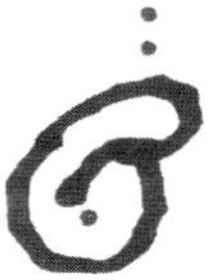

■病気ってなんだろうね。
●病気ととらえたら、もうおしまいね。
■体の現象かな。
●自然現象。地震とか台風みたいなものね。

■「病気しないで、いつも健康」っていうのは、いつも晴天でいたいっていうのと同じだね。
●ずっと晴天やってると干上がってしまって、砂漠化する。
■大気の流れの必然性としての台風とか、地殻の調整のための地震などと同じようなことが、どうやら体にも起こってる。
●過ぎた後がいいの。さっぱりする。
■空が澄むよね。
●顔がきれいになる。
■虹がでたりする。
●食欲もでる。

■予備対策というのはちょっと考えられるけれども、
予防ってのは変だよね。
●いらないよ。

■痛み止めって、ちょっと勿体ないね。
●快痛って言葉があるの。不快痛がやがて快痛に変わる。
■痛みも変わってゆくんだ。

■薬っていいよね。病気とあまり関係ないところでの薬って
好きだなあ。
●麻酔薬なんかいい。
■余計なところで効いちゃうのがいいね。
●体を整えるのに、そんなに薬はいらないよ。
でも日本には30,000種の薬があるんだって。
■薬、好きなんだね。
●いい薬でいい体ってわけね。
■高いよ。
●すごく高い。
■安い必要もないけどね。

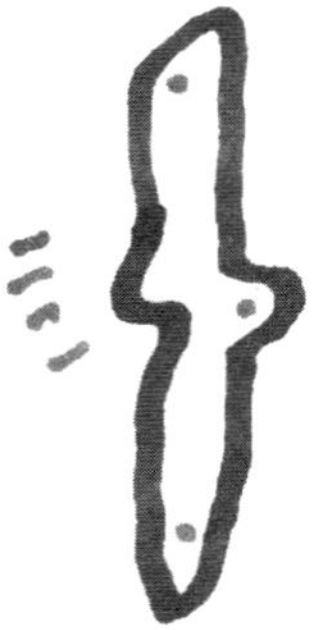

●保険を使わなかった人にはなにか特典がつくといい。
保険料、返してくれるとか。

■うん。使わなきゃ損と思わせるところ、いけないね。
病気にならなければ損ということだものね。あ、俺、保険使って、
自動車なおした。
●難病友の会に入った難病の人が、
その会の雰囲気が好きになれなくて、
脱会する手前、その難病、治っちゃったんだって。
■元気ね。

■病気という形で市民権を得ているところがあるよね。
●病気なんだもーん、といえば誰も叱らない。
それどころかいたわってくれる。
■病院というところは、きちんとした病名をつけてくれるところね。
若年性高血圧とか。
●病気にしてくれるのね。ありがたい。

■病院って部分部分でだいじょうぶなのかなあ。泌尿器科とか
耳鼻科とか肛門科とか。
●みんなつながってるんだけどね。全部科ってのがあればね。
■俺の歯ぐきは、肩こりで腫れるよ。
●目玉も頭蓋骨も協力してるよ。

■機械とか器具なんかばかりに囲まれて暮らしていると、
どうも性能だとか稼働性だとか、あるいはモデルチェンジだとか

バージョンアップみたいな感覚が、体に対してもでてきてしまう。
●点検とかメンテナンスとかね。
■そう、故障とか修理とかね。
●いっそのこと、下取りとかもあるといいのにね。

■そういえば、なんかリースしている感じあるなあ。体をさ。
●70年契約ぐらいで?
■そこのところは、はっきりしないんだけどね。

■自分のものだと思えば、いろいろ修理したり点検したりして、
長持ちさせたくなるんだろうね。
●リースだとちょっと気楽ね。

■生きてるということと、死んでるということの差が
よくわからないね。
●少なくとも体において、死は特別な状態ではないよ。
■日常茶飯事というわけ?
●そう。たとえばぼくのウンコは、ぼくの部分的な死だ。

●突然死んだなんていう体、ぼくは見たことがない。体は突然
状態を変えたりはしない。
■突然みたいに見えるだけなんだ。
●数カ月かけて死んでゆく。
■突然生まれたりしないというのと、同じかな。

■いつだったか山形のほうで即身仏ってのを見たことがあったね。
座ったまんまミイラになってる坊さん。
●うん、けっこう強欲な感じがした。
■人体の輪切りっていうのも見たね。プラスティネイションとかいう、
人体をスライスして、プラスティックでかためちゃった、
けっこう大胆なやつ。
●スライスした人のほうの強い意志は感じられた。
でも、体については、あんまり参考にはならなかったよ。
輪切りじゃね。
■いざとなれば、人体も、しゃぶしゃぶにはなれるという、
ちょっとした可能性は感じられた。

■どうも頭は信用できないね。
●信用する必要もないんじゃない。

■病気とか怪我は、退屈しのぎにはもってこいだよね。
●それで忙しくなっちゃうこともある。
■病気してる暇がなくて……なんていい方もある。
●それちょっと病気ね。

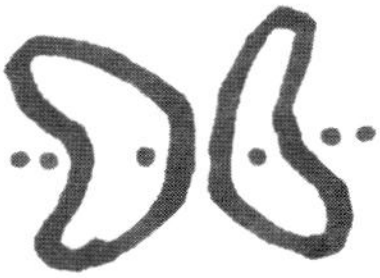

■美容整形とかかつらまで医療っぽく扱うのが現代なんだね。
●衣料かな。

■そういえば昔、外科医さんが散髪してたんだものなぁ。
ドイツあたりでは。

■素人には体のこと判らないんだから、専門家にまかせなさい、っ
ていう感じだよね。お医者さんて。
●自分の体について自分が素人っていうところが、情けないのね。
■俺、けっこう玄人だから、今日ははっきりダルいということが判る。
ダルい日は休むのがいちばん、ということが判る。えらい。

■ここ一番のまむしドリンクって、なにかいいよ。
●ここ一番まむしっぽくなるんでしょうね。

■病気や怪我といった現象に、男女差ってある?
●男は、自尊心、プライドを中心に展開する。
■女は?
●お化粧の一環。
■うーん、深いね。

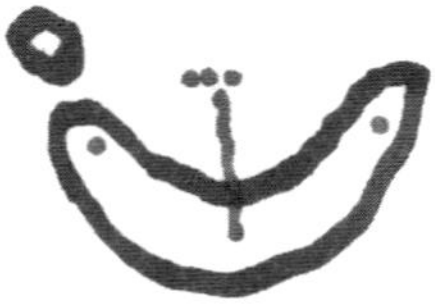

■自分のことを他人にとやかくいわれたくないから俺、
健康診断とかには行かないよ。
●とやかくいわれたい人、いるの。けっこう。

■病気自慢とか怪我自慢ってのあるよね。あれってなんだろう。
●人間、自慢で元気がでるからなんでもその材料にするんじゃない。

■心臓が動いているから生きているって思うの、間違いだね。
●生きているから、ついでに心臓も動いているのね。
■ついでにね。いろいろ、ついでに動いてるなあ。

■生きているって、どうも気分だけのような気がする。
●あっちこっちの気分に体がつき合えれば、とりあえず幸せなの。

■実体がなさすぎるよ。実感ばかりで。
●現象でしょ。五味太郎現象なんだよ。寺門琢己現象なんだよ。

■こういう本には「あとがき」はいらないね。
●うん、いらない。

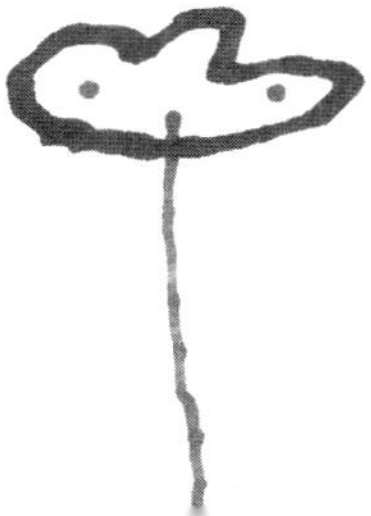

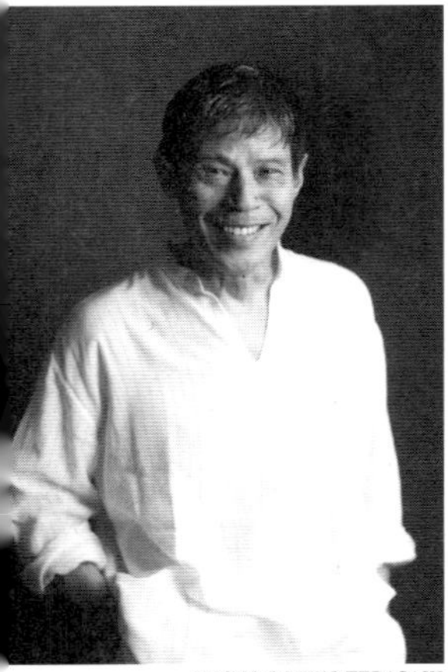
PHOTO ©SEIZO TERASAKI

五味太郎

1945年、東京生まれ。桑沢デザイン研究所ID科修了。工業デザイン、グラフィックデザインの世界から、絵本を中心とした創作活動にはいり、ユニークな作品を数多く発表、著作は370冊を超え、海外でも17カ国30タイトルの本が出版されている。絵本創作以外にも、エッセイ、服飾デザイン、アニメーションビデオ制作など、さまざまな分野で活躍中。サンケイ児童出版文学賞、ボローニア国際絵本原画展、第22回路傍の石文学賞など、受賞多数。

体についての思い出話を書き尽したつもりでいたのだけれど、
それ以後も湿疹が出たり鼻血が出たり、
サルモネラ菌にやられたりと、
いつまでたっても訳のわからない還暦であります。

寺門琢己

1964年生まれ。鍼灸整体師。現在まで20年以上にわたり、臨床の現場にこだわり続け、東京・代々木のZ-MON（ゼモン）治療院を主宰。執筆活動や骨盤教室など、幅広い分野で活躍する。女の子の快適からだ生活情報満載のサイト「ガールズウェイヴ」（http:// www.girlswave.com/）主宰。『かわいいからだ』シリーズ（幻冬舎文庫）、『骨盤教室』（幻冬舎）など、著書・DVD多数。1997年に発売された本作品は、書籍のデビュー作にあたる。

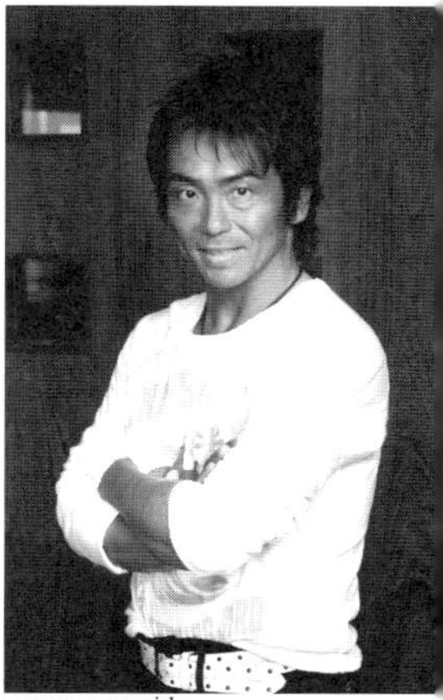

PHOTO ©someido

先日津波のような大発熱が、僕のからだに訪れました。
約一週間にわたる発熱、咳、めやに、大量発汗。
深夜からだを横たえると、激しい咳がでて
ひと晩中起きていなくてはならず、凄く辛かった。
不思議な事に仕事中は咳が出ず、毎日休まずに働いた。
発熱後はこころもからだもスッキリ、サッパリ。
この写真は、そんなからだシアター直後の僕の背骨の記念写真です。

からだ・シアター
2006年7月25日　初版第1刷発行

著　　者　五味太郎
　　　　　寺門琢己

デザイン　ももはらるみこ
編集協力　内海陽子

発 行 者　若月眞知子
発 行 所　（株）ブロンズ新社
東京都渋谷区神宮前6-31-15-5E
03-3498-3272
http://www.bronze.co.jp/

印刷・製本　図書印刷

ISBN4-89309-396-7 C0095

本書は、1997年に小社より刊行された『からだ・シアター』から、
装丁・判型をあらためた改装版です。